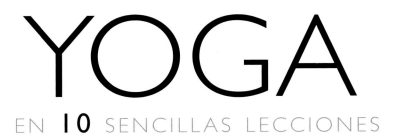

YOGA

EN 10 SENCILLAS LECCIONES

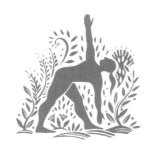

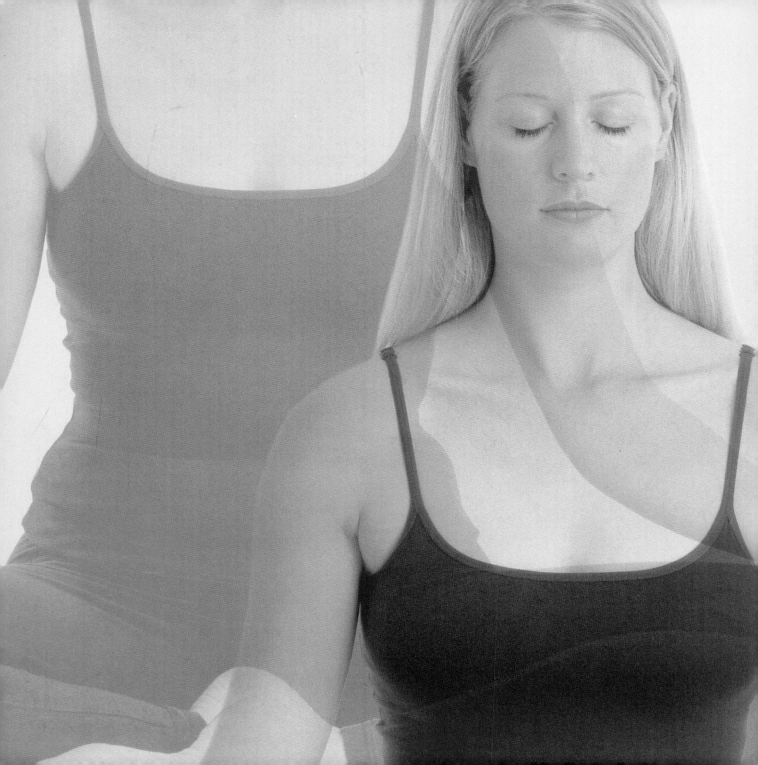

YOGA

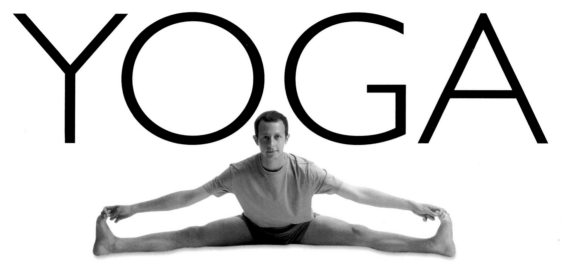

EN **10** SENCILLAS LECCIONES

KIM DAVIES

VERGARA
GRUPO ZETA

Barcelona • Bogotá • Buenos Aires • Caracas • Madrid • México D.F. • Montevideo • Quito • Santiago de Chile

Título original: *Yoga in 10 Simple Lessons*
Autora: Kim Davies

Traducción: Abel Debritto y Mercè Diago

1.ª edición: marzo, 2006

© 2005, The Ivy Press Limited
The Old Candlemakers
West Street, LEWES
East Sussex, BN7 2NZ
Reino Unido
© 2006, Ediciones B, S. A., en español para todo el mundo
Bailén, 84 - 08009 Barcelona (España)
www.edicionesb.com

Impreso en China - Printed in China
ISBN: 84-666-2506-7

Ésta es una coedición de Ediciones B, S. A., y Ediciones B Argentina, S. A.,
con The Ivy Press Limited en español para todo el mundo

SUMARIO

Introducción

El yoga es una disciplina antigua y saludable que se practica desde hace siglos, pero también parece estar dirigida para el mundo moderno, tanto que cabría pensar que se desarrolló como un remedio para el estrés y las dolencias de la vida del siglo XXI. Las prácticas, sencillas y profundas a la vez, calman tras un día de preocupaciones y actividad frenética. También proporcionan fuerza y energía y nos preparan para las pruebas y obstáculos del día siguiente.

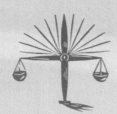

En la antigüedad, la práctica del yoga se transmitía de maestro a discípulo, y ése sigue siendo el mejor método de aprendizaje. Sin embargo, a muchas personas les cuesta asistir a las clases o, en todo caso, prefieren practicar a solas. El propósito de este libro es indicar los pasos necesarios para practicar yoga en casa de manera correcta. Puede servir de complemento a las clases o de guía independiente. No se necesita experiencia previa: el libro está pensado tanto para los principiantes como para los alumnos con más experiencia.

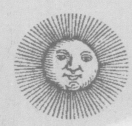

El libro se divide en diez lecciones que pueden seguirse al ritmo de cada uno. Al principio se explica qué es el yoga, cómo se desarrolló y qué se necesita para comenzar. Es importante leer los consejos de seguridad que aparecen en este capítulo introductorio: aunque el yoga es un arte eminentemente delicado, es posible lesionarse si no se está preparado, se está enfermo o se aprende a toda prisa.

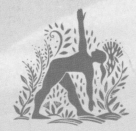

En la Lección Dos se presentan algunos aspectos prácticos del yoga, tales como la alineación correcta, la respiración y la relajación; son esenciales para realizar las posturas correctamente. También hay varios ejercicios sencillos, que tal vez deban consultarse de nuevo a medida que se avanza en la lectura del libro. La Lección Tres ofrece una breve serie de ejercicios para principiantes. Se describen las posturas con todo

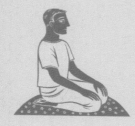

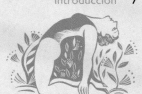

lujo de detalles y hay instrucciones pormenorizadas que indican cómo entrar en la postura de manera correcta. Las fotografías muestran lo que debería hacerse en cada paso.

Las lecciones siguientes repasan las distintas posturas de yoga: de pie, sentados, flexiones hacia delante y hacia atrás, torsiones, recostadas e invertidas. Cada capítulo comienza con una visión general de los beneficios de estas posturas, junto con los consejos sobre cómo incorporarlas a las sesiones. Las posturas se clasifican según el nivel del alumno: principiante, intermedio o avanzado. También se ofrecen consejos para adaptar las posturas de modo que su realización sea más fácil.

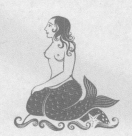

Al final de cada capítulo hay respuestas a algunas preguntas comunes. Se incluyen dudas sobre inquietudes típicas, consejos para problemas específicos y orientación sobre la clase de respuestas emocionales que se experimentan a medida que se aprende yoga.

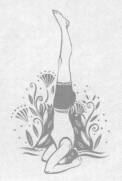

El penúltimo capítulo indica formas posibles para desarrollar una práctica personalizada. Ofrece series de ejercicios diseñados para circunstancias particulares o necesidades específicas: para la mañana y el atardecer, para las embarazadas y cuando se tiene la menstruación, para quienes sufren dolores leves de espalda y para atletas. La lección final remata la introducción al yoga con algunas consideraciones sobre la respiración yóguica y un tema mucho más esotérico, la meditación. También ofrece consejos sobre la dieta yóguica.

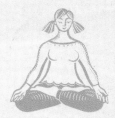

El yoga es un viaje, cuando menos, maravilloso. Como todos los viajes que valen la pena, habrá momentos duros, algunas vistas espectaculares, algún que otro contratiempo y varios giros inesperados. Y, al igual que todos los viajes, comienza con un primer paso: este libro podría ser ese primer paso.

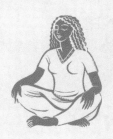

1

¿QUÉ ES EL YOGA?

El yoga forma parte de la tradición oriental y, por lo tanto, a muchos occidentales la teoría no les resultará familiar. No es necesario comprender la filosofía del yoga para beneficiarse de su práctica, pero tener ciertas nociones sobre qué es ayuda a enfocar la práctica con el talante adecuado.

La mayor parte de las actividades físicas occidentales son variantes de los deportes de competición. Por ejemplo, en fútbol, tenis o rugby hay que esforzarse por derrotar al contrincante. Incluso en ejercicios «solitarios» como el footing o el levantamiento de pesas en el gimnasio, se alienta a enfocarlos como una especie de lucha contra uno mismo, como un intento por mejorar los resultados anteriores o por superar nuestras debilidades. En Occidente estamos acostumbrados a la idea de que se juega para ganar.

El yoga es muy distinto. Consiste en ahondar en la experiencia en lugar de alcanzar objetivos. Los practicantes de yoga no buscan indicios de progreso externos y cuantificables como los músculos tonificados, una figura más esbelta o una mayor flexibilidad (aunque es posible conseguirlos con la práctica regular). Asimismo, tampoco se mira por encima del hombro para ver si lo hacemos mejor que los demás alumnos (se desaconseja esta costumbre) ni se critica con dureza por cualquier contratiempo. La práctica del yoga no es una montaña que debamos escalar, es más bien un viaje por un sendero cambiante rodeado de paisajes; estar en el sendero indica que estamos en el lugar correcto.

Si somos capaces de fomentar esta actitud en la práctica del yoga, es posible que acabe calando en la vida cotidiana y cambie nuestra percepción del mundo. Si, por ejemplo, estás en una parada de autobús bajo la lluvia resulta fácil interpretar la experiencia como una pérdida de tiempo desagradable. Sin embargo, con una actitud yóguica es posible aprovechar la oportunidad para mantenerse firme y comprobar cómo afrontamos la molestia que nos invade al ver que el autobús acaba de pasar.

Para el principiante basta con que el yoga sea una forma de ejercicio agradable y eficaz. En el primer capítulo se explican la filosofía del yoga y algunos términos clave que suelen encontrarse durante el viaje yóguico. También hay información práctica sobre cómo encontrar una clase y obtener el material necesario para practicar en casa.

Practicar yoga puede ayudar a cambiar la percepción del mundo y aportar cambios positivos en la vida cotidiana.

ORÍGENES DEL YOGA

Se ha malinterpretado mucho el término «yoga», en parte porque la palabra existe desde hace mucho tiempo y el significado ha cambiado con el paso de los milenios. El término «yoga» proviene de la palabra sánscrita «unión». Se suele pensar que alude a una unión del cuerpo, la mente y el espíritu, pero, de hecho, se refiere al fin último del yoga: la unión entre el yo (conciencia individual) y el universo (conciencia pura o Dios).

Al comienzo, el yoga era una forma de meditación. Hace unos 3.000 años, en India septentrional, quienes iban en pos de la espiritualidad descubrieron que la claridad y la comprensión se alcanzaban con más facilidad si se sentaban en silencio y con las piernas cruzadas en el suelo.

Esta sencilla observación fue la semilla de la que germinó el yoga que conocemos hoy día, con todas las posturas hermosas y escultóricas. Las posturas se desarrollaron para ayudar a que los practicantes adquirieran la flexibilidad y la resistencia necesarias para mantenerse sentados e inmóviles durante horas. Al final, la palabra «yoga» acabó empleándose para las posturas físicas así como para la meditación que nacía de las mismas.

El yoga se desarrolló junto a la filosofía hindú y también se asocia a otras religiones, como el jainismo y el budismo. Sin embargo, el yoga no es una religión en sí y lo puede practicar quien quiera, independientemente de sus creencias espirituales.

La mayor parte del yoga enseñado en Occidente es Hatha Yoga, que se centra en las posturas físicas (*asanas*) y las técnicas de respiración. El Hatha Yoga se subdivide en varios estilos, como Iyengar, Bikram y Astanga Vinyasa. Son refinamientos o adaptaciones desarrolladas durante los últimos cien años. Siguen enraizadas en la idea de preparar el cuerpo para largas horas de meditación (y pueden cumplir esa función), pero para muchos de los practicantes son un medio para fortalecer el cuerpo y relajar la mente y no, específicamente, una práctica espiritual. Sin embargo, los elementos espirituales siguen presentes y todos los nombres técnicos y de las posturas se expresan en el sánscrito original.

Abajo **Los textos yóguicos antiguos sugieren que existían miles de posturas, pero hoy día sólo se conocen varios cientos.**

Izquierda **Buda practicaba técnicas de Raja yoga y suele representársele en una postura de meditación.**

RAMAS DEL YOGA

Existen seis caminos del yoga, cuyo fin último es conducir al practicante a la iluminación espiritual. Se han ido desarrollando durante más de dos mil años, entre el 1.000 a.C. y el 1.000 d.C. Los seguidores del camino yóguico se llaman yoguis (hombres) o yoguinis (mujeres).

Raja yoga Fue el primer yoga y suele llamarse el «rey del yoga» porque todos los otros caminos conducen a él. Casi todo lo que sabemos del Raja yoga proviene de los *Yoga Sutras*, obra del sabio hindú Patanjali, hacia el 200 a.C. Estableció que existen ocho aspectos en el Raja yoga, entre los que figuran: la ética, el trabajo de las posturas, el control de la respiración, la concentración y la práctica de la meditación.

Jnana yoga Es el camino del conocimiento y se dice que es la ruta más difícil para alcanzar la iluminación. El Jnana yoga se basa en el estudio y la meditación.

Karma yoga Es el «yoga de la acción desinteresada». El Karma yoga consiste en dedicarse a hacer el bien a los demás sin buscar recompensas personales. La madre Teresa de Calcuta, que trabajó con los huérfanos hindúes, sería un buen ejemplo del Karma yoga.

Yoga tántrico Se emplea la energía sexual para alcanzar estados de éxtasis y una conciencia superior. Los cánticos, los ejercicios físicos y los rituales sagrados pueden emplearse como complemento de la meditación.

Bhakti yoga Es el yoga más practicado en India, es el yoga de la adoración y devoción. Entre las técnicas figuran la oración, los cánticos y la meditación, y la reverencia constante hacia un dios o gurú.

Hatha yoga Casi todo el yoga que se enseña en Occidente es una forma de Hatha yoga, que se centra en la realización de posturas físicas y ejercicios respiratorios para controlar el cuerpo y la mente. El Hatha yoga forma parte del Raja yoga y es una preparación para el mismo.

CÓMO FUNCIONA EL YOGA

La práctica del Hatha yoga, como cualquier otra forma de ejercicio, ayuda a fortalecer el cuerpo y aumenta la resistencia. Sin embargo, a diferencia de la mayoría de los deportes occidentales, fomenta que los músculos se estiren y ablanden para que así se tornen ágiles y flexibles.

El yoga actúa en todo el cuerpo: fortalece los huesos, moviliza las articulaciones y tonifica los músculos y los órganos internos. También afecta al funcionamiento del organismo: relaja la respiración y el metabolismo y acelera la circulación y los procesos de eliminación.

Todos estos procesos fomentan el bienestar. Con la práctica regular se mejora la postura, el equilibrio y la agilidad. La gente suele sentirse más llena de energía o duerme mejor que antes. Es posible obtener resultados en muy poco tiempo e incluso experimentar algunos beneficios después de una clase.

Más allá del cuerpo

El yoga no es sólo un mero ejercicio físico, también ejerce una gran influencia en la mente y en las emociones. Las posturas individuales fomentan la concentración y la atención mental, y las respiraciones profundas estar alerta y centrado.

Los métodos de sanación orientales siempre han reconocido que la tensión emocional suele provocar una tensión corporal, que se acumula con el tiempo y causa molestias y rigidez. En Occidente los psicólogos modernos han llegado a la conclusión de que los sentimientos y las actitudes negativas son la causa de las molestias físicas y las enfermedades.

El yoga ayuda a acceder a la mente a través del cuerpo y luego sanarlo. Los estiramientos y torsiones suaves fomentan la liberación del dolor emocional partiendo del nivel físico. La práctica de las *asanas* también ayuda a fortalecer el sistema nervioso y lo prepara para soportar mejor el estrés. El resultado es una nueva sensación de vitalidad, equilibrio y paz interior.

En última instancia, las posturas de yoga también son el camino que conduce a la conciencia propia y la comprensión. Por ese motivo, muchos practicantes descubren que, a medida que progresan, les interesan más los aspectos espirituales del yoga.

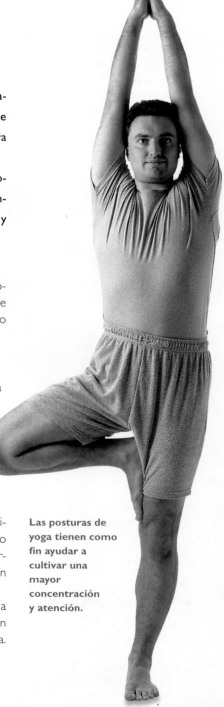

Las posturas de yoga tienen como fin ayudar a cultivar una mayor concentración y atención.

PRANA Y YOGA

● El concepto del *prana* es esencial en la teoría del yoga. *Prana* es la energía vital que nos da vida, similar a la idea del *chi* en la medicina china. Cuando el *prana* fluye con libertad por el cuerpo se disfruta de una salud excelente. Sin embargo, cuando el *prana* se bloquea aparecen enfermedades.

● Practicar yoga, seguir una dieta nutritiva y respirar aire fresco aportarán *prana* saludable al cuerpo, mientras que ingerir alcohol, comida basura y llevar una vida sedentaria debilitarán el *prana*.

● El *prana* circula por el cuerpo por unos canales invisibles llamados *nadis*; se dice que hay un total de 72.000. El *prana* se concentra en centros de energía llamados *chakras*, que se encuentran junto al *nadi* principal, paralelo a la columna vertebral. Los *chakras* se perciben como ruecas del *prana*, como molinos de agua en una corriente rápida. Se asocian a diferentes emociones, partes del cuerpo y poderes. Los *chakras* inferiores se asocian a los instintos básicos y los superiores a nuestra vida espiritual.

● El yoga ayuda a abrir los *chakras* y fomenta el flujo del *prana* por los mismos. Sin embargo, sólo se activan por completo cuando se libera la energía *kundalini* latente. Esta poderosa energía transformadora se halla en la base de la columna, enroscada como una serpiente. Cuando se practican los niveles más avanzados de yoga, es posible despertar el *kundalini* y conducirlo hacia arriba por los *chakras*. Cuando llega al *chakra* más elevado se dice que la persona está «iluminada».

● Algunos practicantes son muy conscientes de los *chakras* y existe un estilo de yoga en Occidente —el yoga *Kundalini*— que se centra en canalizar la energía *kundalini*. Sin embargo, la mayor parte de los profesores de yoga no hace demasiado hincapié en la teoría esotérica del yoga, por lo que no es necesario creer en el concepto del *prana* para practicar yoga y beneficiarse de ello.

Los *chakras* suelen describirse como flores de loto coloridas, cada una de ellas con un símbolo sánscrito.

Los *chakras*

 La coronilla

 La frente

 La garganta

 El corazón

 El plexo solar

 El sacro

 La base

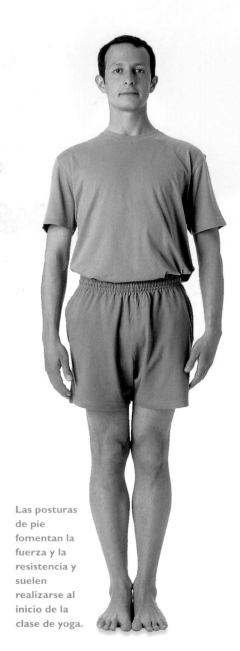

Las posturas de pie fomentan la fuerza y la resistencia y suelen realizarse al inicio de la clase de yoga.

LA PRÁCTICA DEL YOGA

En cualquier clase de yoga se practican una serie de posturas para estirar y girar el cuerpo de maneras distintas. Existen siete clases de posturas de yoga que se realizan de pie, sentados, flexionados hacia delante, flexionados hacia atrás, torsiones, invertidas y tumbados. Las posturas de yoga tienen un efecto acumulativo en el cuerpo, por lo que suelen practicarse en el orden siguiente:

Las posturas de pie son la base de la práctica de yoga. Fortalecen las piernas y la espalda y mejoran la postura y el equilibrio. Con el tiempo, fomentan una mayor conciencia del cuerpo y también ayudan a desarrollar la autoestima y la confianza en uno mismo.

Las posturas sentados relajan el cuerpo y la mente. Mantienen la columna erguida y mejoran la flexibilidad de caderas, rodillas y tobillos. Pueden practicarse al comienzo de la clase y también al final, para la meditación.

Las flexiones hacia delante son muy relajantes. Ayudan a calmar la mente y fomentan la mirada interior. Estiran bien la parte posterior del cuerpo, en especial los ligamentos de la corva.

Las flexiones hacia atrás son tonificantes. Estiran la columna y abren el pecho, lo que fomenta una buena respiración y una sensación de vitalidad. También ayudan a tonificar el abdomen y los órganos internos.

Las torsiones mejoran la flexibilidad y la alineación de la columna. Tienen un efecto vigorizante y presionan los órganos internos, lo cual favorece los procesos de digestión y eliminación.

Las posturas invertidas son relajantes y rejuvenecedoras. Descansan el corazón, fomentan la buena circulación y envían sangre al cerebro. También abren la mente y la amplitud de miras.

Las posturas tumbados estiran el abdomen, las caderas y la columna. Pueden ser relajantes o fortalecedoras, dependiendo de la postura. Las posturas tumbados siempre se realizan al final de la clase de yoga para relajar el cuerpo.

Al igual que las *asanas*, las técnicas respiratorias se practican tanto en conjunción con las posturas como por separado (*pranayama*). Existen otras técnicas yóguicas, como las llaves (*bandhas*), que son unos movimientos musculares sutiles empleados para estimular los órganos internos, y las *mudras*, posiciones de las manos utilizadas para aumentar el flujo de energía por el cuerpo. También se enseñan ejercicios de meditación.

PRACTICAR YOGA DE FORMA SEGURA

● Todo el mundo puede hacer yoga, lo cual no significa que todos puedan practicar todas las posturas. El yoga debe practicarse teniendo en cuenta las limitaciones del cuerpo. Si se tienen articulaciones rígidas y nunca se ha practicado yoga, es normal que no se pueda hacer lo mismo que alguien que es fuerte y de naturaleza flexible. La mayoría de las posturas de yoga pueden adaptarse a las necesidades individuales. Sin embargo, si una postura concreta provoca dolor es mejor no hacerla y pedir consejo a un profesor de yoga cualificado o a un médico.

● Si se padece una enfermedad, lesión o alguna afección o si se está embarazada o se es mayor, se desaconseja practicar ciertas posturas, y otras tendrán que modificarse. En estos casos, es necesario encontrar a un profesor especializado que nos enseñe a practicar de forma segura. Tampoco está de más consultar al médico para saber si el yoga nos conviene o no.

● El yoga puede emplearse específicamente para sanar: ciertas posturas ayudan cuando se padecen afecciones como el asma, dolores de espalda, ansiedad, artritis y problemas del corazón. Un terapeuta de yoga cualificado nos indicará qué posturas de yoga nos ayudarán a sanar nuestras afecciones, pero es aconsejable plantear la situación al médico para saber si el yoga nos conviene o no.

Arriba **El yoga ayuda a aliviar dolencias típicas del embarazo, como el dolor de espalda. Sin embargo, debe practicarse bajo la atenta mirada de un profesor prenatal experimentado.**

Arriba **Todo el mundo experimenta dificultades cuando practica yoga, pero las posturas pueden modificarse para que se adapten a nuestras limitaciones.**

Derecha **El yoga suave es un modo excelente de evitar la rigidez de las articulaciones cuando somos mayores.**

APRENDER YOGA EN CLASE

Para la mayoría de los principiantes el mejor método para aprender las posturas de yoga es en una clase. Un profesor de yoga con experiencia enseña a entrar en la postura de manera correcta y ofrece explicaciones útiles sobre los aspectos mejorables. Incluso cuando se practica en casa, vale la pena regresar a las clases de vez en cuando para ayudar a perfeccionar la práctica y eliminar los malos hábitos.

Ir a clase por primera vez puede resultar desalentador, pero la mayoría de la gente es capaz de llegar más lejos de lo que cree. Un buen profesor nos enseñará las capacidades de nuestro cuerpo y nos alentará a ir más allá de lo que creíamos posible. Esto nos dará más confianza en nosotros mismos y mejorará de manera espectacular la práctica en casa.

Si una postura se te resiste, el profesor te indicará qué haces mal. Te moverá el cuerpo hasta que adoptes la postura correcta: es el método más rápido para saber cómo deberías sentirte en esa postura. Con este nuevo aprendizaje podrás mejorar la práctica en casa.

Un buen profesor es esencial para ayudarte a captar los aspectos más sutiles del yoga; por ejemplo, cómo coordinar la respiración y los movimientos o cómo relajar la tensión del cuerpo. El profesor te recomendará que modifiques posturas que te cuesten mucho o que practiques algunas *asanas* que te ayudarán a aliviar una dolencia física, como el dolor de espalda.

Hacer yoga en compañía también tiene otros beneficios. Te motivará y el aprendizaje será más divertido. Sin embargo, recuerda que debes centrarte en tu propia práctica en lugar de compararte con los otros alumnos. El yoga no es un deporte competitivo.

Algunas posturas, como el apoyo sobre los codos, deben enseñarlas profesores cualificados para evitar el riesgo de lesiones.

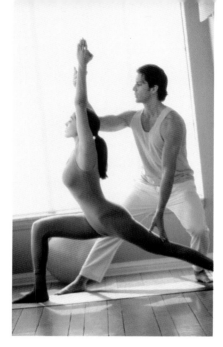

Encontrar un profesor

Encontrar un buen profesor puede llevar su tiempo. Lo mejor es probar varias clases para ver quién nos inspira más.

Lo idóneo es plantearnos primero qué queremos conseguir del yoga: ¿controlar el estrés, practicar ejercicios suaves o seguir un camino espiritual? Los profesores se centran en distintos aspectos de la práctica dependiendo de sus intereses, su formación y el estilo concreto que enseñan. Algunos también dan clases dirigidas a grupos específicos; por ejemplo, mujeres embarazadas o personas que se recuperan de una dolencia. Es conveniente hablar con el profesor antes de matricularte en una clase para saber si te conviene o no.

Recuerda que cualquiera puede ser profesor de yoga: no necesitan una formación especial ni diplomas o títulos, ni tampoco son necesarios años de experiencia. En algunos gimnasios y centros de fitness las clases de yoga las dan profesores de fitness y no profesores de yoga. Infórmate sobre la formación de los profesores: a un buen profesor le encantará explicarte cómo y dónde aprendió yoga. Lo idóneo sería que encontraras a alguien que lleve cinco o más años practicando yoga de manera regular, se haya formado en una institución conocida y esté asegurado.

Muchos estilos de yoga cuentan con organismos rectores que sabrán recomendarte a los profesores de tu zona. Sin embargo, los principios de regulación varían bastante, de modo que será mejor que te dejes guiar por tu propio criterio.

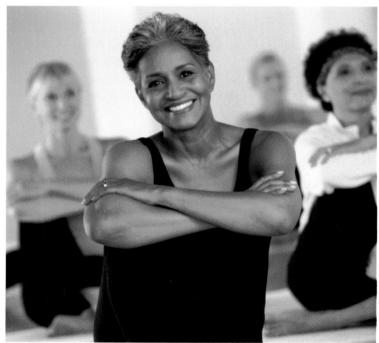

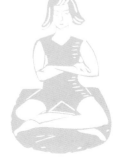

Arriba izquierda **El profesor te ve desde todas partes y se coloca en el lugar idóneo para corregir la postura.**

Izquierda **Es posible que practicar en compañía te ayude a concentrarte.**

CONOCER LOS TÉRMINOS DE YOGA

Vale la pena aprender los términos en sánscrito de las posturas y técnicas; la mayoría de los profesores occidentales los emplean en clase, del mismo modo que los profesores de ballet usan términos franceses.

Asana significa postura física.

Hatha es cualquier forma de yoga que se centre en las posturas físicas.

Prana es la fuerza que anima las cosas vivas; en la medicina china se llama *chi*. Las posturas de yoga están pensadas para fomentar que el *prana* fluya por el cuerpo con más libertad.

Pranayama son técnicas respiratorias cuyo fin es desarrollar el control de la mente y aumentar la cantidad de *prana* en el cuerpo.

B. K. S. Iyengar enseña una forma de yoga precisa basada en su comprensión del cuerpo, desarrollada durante años de práctica y estudio.

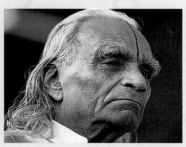

NUEVOS ESTILOS DE YOGA

La mayor parte del yoga que se practica en Occidente proviene de las enseñanzas de Sri Krishnamacharya, gran yogui hindú del siglo XX. Entre sus discípulos figuraban tres de los profesores más famosos de la actualidad: Pattabhi Jois, B. K. S. Iyengar y T. K. V. Desikachar. Desarrollaron estilos de yoga muy diferentes —Astanga Vinyasa, Iyengar y Viniyoga— que cuentan con muchos adeptos en Occidente.

También hay muchos profesores que anuncian sus clases como «Hatha yoga» y no siguen ningún estilo en particular. Por lo tanto, es importante comprobar qué estilo de yoga se practica antes de matricularse en una clase en concreto.

Yoga Astanga Vinyasa: Es un yoga muy dinámico y físico. El fundador, Pattabhi Jois, dice que el estilo es «99 por ciento práctica y 1 por ciento teoría». Las posturas de yoga se practican siguiendo una secuencia fija y se conectan entre sí mediante unos movimientos fluidos denominados *vinyasas*. El movimiento continuo y las técnicas respiratorias intensas acumulan calor en el cuerpo, lo cual flexibiliza los músculos; los alumnos suelen sorprenderse de las posturas que llegan a practicar. El yoga Astanga a veces recibe el nombre de «yoga de la fuerza» y es aconsejable sólo para las personas que estén preparadas. No se hace hincapié en los aspectos espirituales, pero las clases suelen comenzar y acabar con un sencillo cántico en sánscrito. No existe una formación fija para los profesores de Astanga, por lo que los niveles pueden cambiar.

Escuela Bihar: Los profesores formados en la Escuela Bihar de Yoga, en el norte de India, se someten a una extensiva formación de *asanas*, *pranayama* y otros aspectos del yoga. La escuela Bihar tiene como propósito que el yoga sea para todos: algunos profesores se especializan en personas con dolencias y otros enseñan a los niños. En las clases hay filosofía espiritual, técnicas respiratorias, así como posturas clásicas.

Yoga Bikram: Nuevo estilo de yoga desarrollado por Bikram Choudhury, con sede en Beverly Hills. Se practica en salas climatizadas para calentar los músculos y entrar en las posturas con más facilidad. La sala climatizada fomenta el sudor y, por tanto, la eliminación de toxinas del cuerpo. Al igual que en el Astanga yoga, se practica una serie fija de 26 posturas, y cada postura fortalece los músculos, las articulaciones y los ligamentos. Hay que estar en forma para practicar este estilo de yoga.

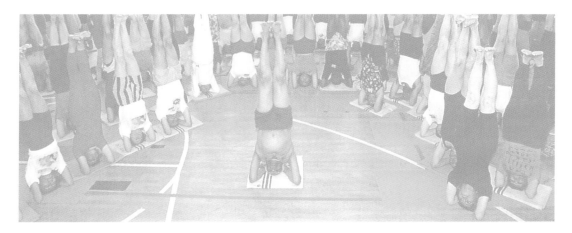

La postura sobre la cabeza, también conocido como «el rey de las *asanas*» ayuda a desarrollar postura y equilibrio.

Yoga Iyengar: Estilo desarrollado por B. K. S. Iyengar que hace hincapié en la importancia de una alineación precisa. El alumno emplea cinturones, bloques, cuerdas y otros soportes para tratar de conseguir una postura lo más perfecta posible. Iyengar enfatiza la importancia de trabajar a nuestro propio ritmo. Los profesores aprenden a adaptar las posturas a las necesidades de los estudiantes, lo cual significa que es un yoga apropiado para todos, incluyendo a quienes se recuperan de dolencias o enfermedades.

Yoga Sivananda: Es el más suave de los estilos de yoga. Los alumnos practican una serie limitada de posturas y descansan entre una y otra. Las enseñanzas espirituales suelen formar parte de las clases. Los profesores de Sivananda cuentan con distintos grados de formación y experiencia.

Viniyoga: Una forma muy suave de yoga en la que las posturas se eligen de modo que se adecuen a las necesidades individuales del practicante. Por ese motivo, suele enseñarse en grupos reducidos o de manera individualizada y es apropiado para quienes se recuperan de una dolencia o enfermedad. Este estilo de yoga lo desarrolló T. K. V. Desikachar, hijo de Krishnamacharya. Los profesores diplomados realizan una formación exhaustiva y en las clases suele haber enseñanzas espirituales y técnicas de control de la respiración (*pranayama*).

QUÉ ESPERAR

Las clases de yoga varían mucho dependiendo del profesor y del estilo de yoga enseñado. Sin embargo, la mayoría de las clases comparten las siguientes características:

- Una clase de yoga general suele durar 90 minutos o más.
- La clase debería comenzar con ejercicios de calentamiento o estiramientos suaves.
- La mayoría de las clases se centran en *asanas* diferentes en cada sesión, pero algunos estilos de yoga (Asthanga Vinyasa, Bikram) se basan en la práctica de la misma serie fija de posturas.
- Al final de la clase siempre debería haber un período de relajación. En ocasiones también se enseñan ejercicios de *pranayama* (respiración) o meditación.
- Suelen facilitarse las esterillas y otros materiales necesarios, pero puedes llevar los tuyos si quieres.
- Al final de la clase suele haber tiempo para realizar preguntas o tratar problemas individuales.

PRACTICAR YOGA EN CASA

Practicar yoga en una clase es el mejor método para aprender las posturas. Sin embargo, practicar a solas también es una parte esencial del viaje del yoga. Al trabajar solo se crea gradualmente la conciencia del cuerpo y la mente y se aprende a adaptar la práctica a las necesidades individuales. Puedes probar, a tu ritmo y en el entorno acogedor de tu casa, las posturas que has aprendido en clase. La práctica regular en casa aumentará la confianza en ti mismo y mejorará la técnica.

Crea un espacio agradable para practicar yoga y asegúrate de que haya sitio para estirarte en todas direcciones. Viste ropa holgada o elástica. Si tienes el pelo largo, recógetelo para que no te moleste.

Lo único que necesitas para practicar yoga es un espacio tranquilo donde no te interrumpan. Si es posible, elige una habitación limpia y despejada; cuantos menos objetos te distraigan, mejor. Necesitarás espacio para tumbarte y estirar los brazos hacia los lados y por encima de la cabeza. Lo idóneo sería que hubiera un trozo de pared despejado porque necesitarás un soporte para algunas posturas.

Asegúrate de que la habitación esté bien ventilada y cálida, pero no practiques junto a un fuego u otras fuentes de calor. Si convives con otras personas pídeles que no te molesten mientras hagas yoga. Desconecta el teléfono y no respondas al timbre si alguien llama.

A veces resulta agradable practicar yoga en el exterior, pero deberías evitar la luz directa del sol. Tendrás menos control del entorno en el exterior; por ejemplo, es posible que haya ruido procedente del tráfico, edificios cercanos o pájaros. Sin embargo, tal vez descubras que estar en un espacio abierto o en contacto con la naturaleza te ayuda a concentrarte.

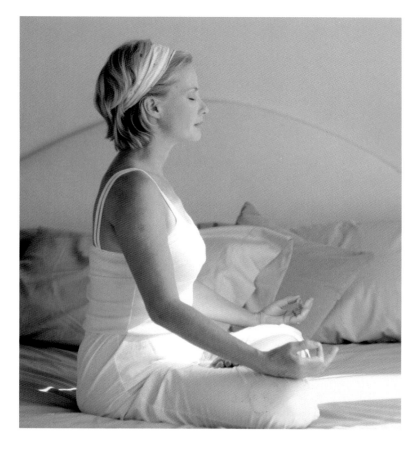

Elegir los soportes

En sentido estricto, no se necesitan soportes para practicar yoga. Sin embargo, es mucho más cómodo y seguro realizar las *asanas* sobre una esterilla de yoga antideslizante que sobre el suelo o una alfombra. Un par de mantas dobladas son idóneas para las posturas invertidas, como la postura sobre los hombros. Otros soportes, como los cinturones de yoga o las almohadillas de espuma o los bloques de madera, son útiles, aunque no esenciales.

Qué ponerse

Lleva ropa cómoda que no limite los movimientos: una camiseta de deporte de lycra y mallas o una camiseta y unos pantalones cortos. Hay que ir descalzos. Quítate todas las joyas y el reloj, caso de llevar uno. Ten una manta fina cerca para taparte al final de la clase de yoga.

Momento para practicar

Practica yoga cuando más te convenga. Tal vez te sea útil reservar un espacio de tiempo por la mañana o por la tarde o es posible que prefieras practicar a distintas horas, dependiendo de tu horario y ganas. Mucha gente practica por la mañana: la mente está despejada en ese momento, aunque el cuerpo suele estar más rígido. Otros prefieren practicar por la tarde, cuando el cuerpo está más flexible. Tal vez en tu caso te convenga más al mediodía o por la noche, depende de ti.

Obtendrás más beneficios si practicas yoga con regularidad: lo idóneo es de cuatro a seis sesiones semanales. Sin embargo, es un error proponerse un objetivo duro al principio. Comienza practicando una vez por semana y aumenta gradualmente el número de sesiones. Recuerda que es mucho mejor realizar varias sesiones cortas semanales que una larga.

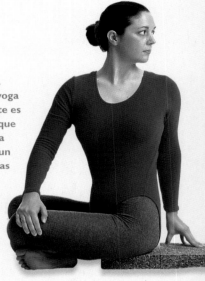

Derecha **Una esterilla de yoga antideslizante es más segura que una alfombra o el suelo, y un par de mantas dobladas suavizarán las posturas invertidas, como la postura sobre los hombros.**

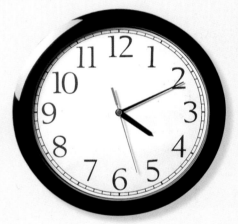

Arriba **No importa cuándo practiques, elige el momento qué más te convenga. Recuerda que por la mañana la mente está despejada, pero el cuerpo está más rígido; por la tarde estará más flexible.**

Derecha **Los cinturones de yoga te permiten estirarte de forma segura y aumentar la movilidad. Son útiles para los principiantes con una flexibilidad limitada porque permiten aproximar ciertas partes del cuerpo, aunque tal vez no se produzca un contacto físico.**

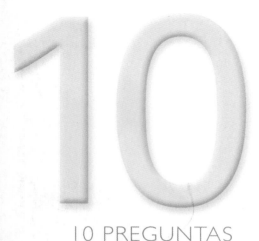

10 PREGUNTAS Y RESPUESTAS

¿Qué es el yoga?

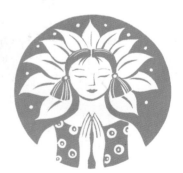

P ¿Hay que ser flexible para practicar yoga?

R No; todas las posturas pueden adaptarse a las necesidades individuales. Si practicas con regularidad verás que, poco a poco, serás más flexible. Vale la pena recordar que todo el mundo se topa con algún obstáculo cuando practica yoga: a las personas flexibles no les cuestan ciertas posturas, pero es posible que tengan problemas con posturas que exigen fuerza o resistencia. Del mismo modo, las personas con poca flexibilidad tal vez tengan mucha fuerza en algunas posturas.

1

P ¿Debo ser fiel a un estilo de yoga?

R Cuando se aprende yoga por primera vez es aconsejable practicar un único estilo. Aprender dos estilos a la vez puede causar confusión porque cada estilo enfatiza aspectos concretos de la práctica. Sin embargo, cuando se tiene cierto nivel de competencia tal vez se descubra que probar un estilo diferente ayuda a iluminar la práctica.

2

P ¿Cuál es la diferencia entre Pilates y yoga?

R Comparten varias características: ambas prácticas trabajan sobre la mente y el cuerpo y enfatizan la importancia de la respiración y las posturas correctas. Sin embargo, Pilates aumenta la fuerza y la flexibilidad mediante la repetición de movimientos sencillos, mientras que en la práctica del yoga se relaja el cuerpo al realizar ciertas posturas. Pilates es una forma de ejercicio físico que ha aprovechado algunos elementos del yoga.

6

P ¿Tengo que participar en los aspectos espirituales, como la meditación?

R En absoluto. El yoga se practica a muchos niveles; si sólo quieres mantener el cuerpo fuerte y flexible, adelante. Para practicar yoga necesitas desarrollar la concentración mental, pero la meditación es una técnica específica empleada para controlar la mente. En Occidente, el yoga y la meditación suelen enseñarse por separado.

7

P Tengo dolor de espalda crónico. ¿Me ayudará el yoga?

3

R Muchas posturas de yoga refuerzan la espalda y las flexiones hacia atrás suaves ayudan a aliviar la tensión. Sin embargo, si se trata de un problema que viene de largo, es mejor que le preguntes al médico si te conviene practicar yoga o no y luego deberías buscar un profesor cualificado de terapia de yoga que te aconseje las posturas más apropiadas.

P ¿Debo practicar yoga todos los días?

4

R La frecuencia con la que practiques yoga depende de ti. Notarás más beneficios si practicas varias veces por semana. Sin embargo, a mucha gente le basta con una sesión semanal. Recuerda que varias sesiones breves por semana es mejor que una sesión larga.

P ¿Puedo practicar yoga estando embarazada?

5

R El yoga es un método maravilloso para ejercitarse cuando se está embarazada. Sin embargo, es mejor ir a clases prenatales porque muchas posturas no son apropiadas durante el embarazo o, al menos, deben modificarse. Si nunca has practicado yoga, no comiences hasta que hayas pasado los tres primeros meses de embarazo.

P ¿Por qué importa tanto la respiración?

8

R Una respiración inadecuada limita la energía del cuerpo mientras que una respiración correcta fomenta la auto-sanación y estimula el cuerpo y la mente. Te ayuda a estirarte más en los ejercicios, hace más profunda la relajación y mejora el control mental.

P ¿Pueden practicar yoga los niños?

R Los niños pueden realizar posturas de yoga sencillas a partir de los cinco años, antes los huesos son demasiado frágiles. Los niños suelen disfrutar con las posturas que se basan en los movimientos de los animales, como la cobra, el perro y el gato.

P ¿El yoga pone en forma?

R El yoga aumenta la fuerza, la resistencia y la flexibilidad, aspectos de la buena forma física, pero no agota el corazón del mismo modo que otras modalidades de ejercicio más extenuantes. Por ese motivo, es recomendable combinar la práctica de yoga con un deporte aeróbico, algo que te agote. Correr, caminar deprisa o ir en bicicleta son excelentes complementos del yoga.

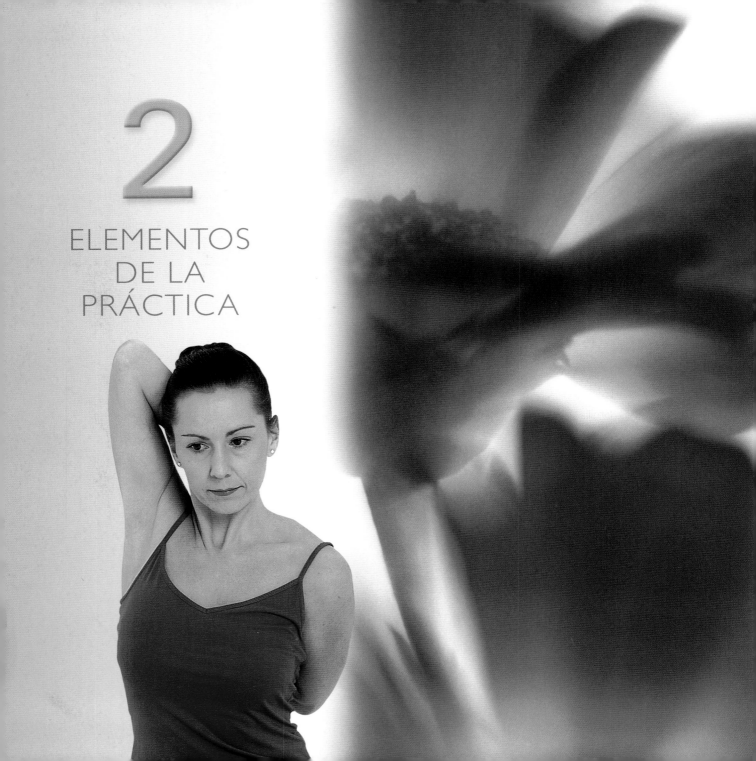

2

ELEMENTOS DE LA PRÁCTICA

Las posturas de yoga deben practicarse con entusiasmo. Es un proceso atento en el que participan por completo la inteligencia, las emociones y el físico. Cuando se practica yoga todas las partes del cuerpo, desde las yemas de los dedos hasta los músculos, ligamentos y huesos, están activas, la mente está despejada y se tiene una actitud abierta y centrada.

Aprender yoga es como aprender a tocar un instrumento musical. Al principio es un proceso mecánico y las notas se nos resisten; al poco tiempo los dedos encuentran las teclas o cuerdas correctas y el sonido es más melódico. Al final, se crean melodías armoniosas cuando la mente, el cuerpo y el instrumento comienzan a fundirse en una unidad.

Cuando se aprende yoga se pasa por el mismo proceso. Como principiante basta concentrarse lo suficiente para realizar bien las posturas: se busca una sensación de estabilidad y constancia en cada postura.

A medida que te familiarizas con las posturas, el cuerpo recordará la posición y los movimientos básicos se volverán más sencillos e instintivos. Es el momento de profundizar en la postura y fijarse en los detalles, tales como una sensación de expansión en la zona del pecho o de extensión en los dedos. También puedes optar por un enfoque más meditativo y abrir la mente para abarcar el cuerpo como un todo: los órganos, los nervios, las células y todos los tendones.

Cuando hayas asimilado las sutilezas de la práctica harás los movimientos con más criterio. Estarás alerta y realizarás los ajustes necesarios si alguna parte del cuerpo no está alineada. Finalmente, la respiración, la concentración y la postura se fundirán, y todo tu ser asimilará la belleza y armonía de la postura.

Todo esto ocurrirá a medida que practiques, pero te ayudará mucho el fijarte en los fundamentos básicos cuando comiences. Antes de practicar las *asanas* resulta útil pensar en los principales elementos que forman parte de una postura de yoga: la postura, la respiración y la concentración mental. Esta lección repasa los principios e incluye algunos ejercicios sencillos que ya puedes practicar.

Cuando comiences a practicar es posible que tengas problemas con el mecanismo de las posturas, pero a medida que te familiarices con ellas desarrollarás un mayor sentido del equilibrio y del porte.

RESPIRACIÓN CORRECTA

Respirar es una parte esencial del yoga. Una buena respiración calma las emociones y relaja la mente. Asegura que los músculos trabajen de forma eficaz y permite estirar más el cuerpo. También fomenta la relajación y permite que liberes la tensión física y relajes los músculos en las posturas.

Respirar bien no es tan fácil como parece. La mayoría de los adultos respiran de manera irregular o superficial a causa de una postura encorvada o una vida estresada. El yoga desafía estos hábitos y fomenta que respires con mayor profundidad y a un ritmo constante.

Al primer paso es concienciarse de la respiración. Cuando te concentres en la respiración es posible que percibas que es superficial o irregular o que tienes que tragar aire de vez en cuando. No te preocupes por la calidad de la respiración en estos momentos; simplemente concéntrate y obsérvala.

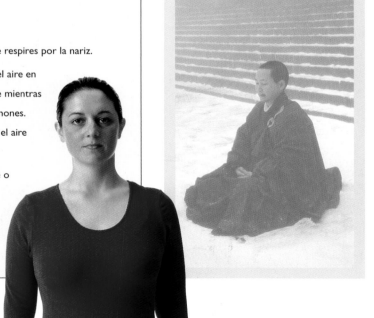

PRANAYAMA

PRANAYAMA

En yoga, el propósito de la respiración es aportar *prana* (energía vital) al cuerpo. Se emplean ejercicios respiratorios específicos —*pranayama*— para aprender a controlar la respiración. Algunos yoguis con mucha experiencia han desarrollado tanto estas técnicas que realizan proezas increíbles: disminuyen la respiración y el ritmo cardíaco hasta tal punto que son imperceptibles y pueden sentarse durante horas con temperaturas bajo cero sin sufrir consecuencias negativas. El *pranayama* suele practicarse después de las *asanas*.

SEGUIR LA RESPIRACIÓN

Siéntate cómodamente y cierra los ojos y la boca, de modo que respires por la nariz.

- Concéntrate en la respiración. Al inhalar, siente el frescor del aire en los orificios nasales. Trata de imaginarte el recorrido del aire mientras pasa por la nariz, desciende por la garganta y llega a los pulmones. Luego visualiza el proceso inverso al exhalar. Trata de sentir el aire cálido pasando por las narinas.

- Fíjate en el sonido y la sensación de la respiración. ¿Es suave o irregular, rápida o lenta, profunda o superficial, ruidosa o silenciosa? No trates de cambiar la respiración, aunque es posible que, de forma natural, comience a alargarse y a tornarse más profunda a medida que te relajas.

RESPIRACIÓN PROFUNDA

Cuando te sientas cómodo con el ejercicio de observar la respiración, prueba el siguiente ejercicio de respiración profunda. Es una técnica sencilla que te ayuda a introducir el máximo aire posible en los pulmones. Puedes hacerlo en cualquier momento de la práctica de yoga o cuando te sientas cansado, ya sea mental o físicamente.

- Coloca las manos en el abdomen superior, la una sobre la otra. Abre la boca y exhala profundamente al tiempo que suspiras. Te ayudará a sacar de los pulmones el aire viciado para que luego entre el máximo de aire fresco en la siguiente inhalación. Cierra la boca e inhala lentamente por la nariz: es posible que notes que el abdomen empuja las manos. Ahora exhala de nuevo por la nariz mientras presionas levemente con las manos para facilitar una exhalación completa.

- Sigue respirando de este modo, presionando las manos contra el abdomen al exhalar. Trata de concentrarte en las exhalaciones y deja que las inhalaciones sigan su propio ritmo; eso te ayudará a relajarte. Respira durante varios minutos y deja que las respiraciones sean cada vez más profundas y largas.

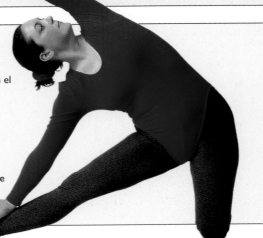

RESPIRAR DURANTE LA PRÁCTICA DE YOGA

- Respira siempre por la nariz (salvo que estés resfriado o tengas problemas en el pecho).
- Respira constantemente; no aguantes la respiración.
- Respira de forma regular de modo que las inhalaciones duren tanto como las exhalaciones.
- Al realizar las *asanas*, inhala en los movimientos ascendentes o hacia fuera, que abren el pecho, y exhala en los descendentes, hacia delante o en las torsiones, que presionan el pecho. Si tienes dudas, respira con normalidad.

POSTURA Y ALINEACIÓN

Las *asanas* de yoga exigen que adoptes posturas que podrán parecerte raras o poco familiares. Al principio resulta tentador forzar la columna o estirar los músculos más de la cuenta para realizar una postura. Sin embargo, es importante mantener una buena postura, sea cual sea la *asana* practicada. Si no te sientes cómodo en una postura, realiza una variante más sencilla o una postura de yoga más fácil con beneficios similares.

L a clave de una buena postura es una columna vertebral erguida, pero una columna sana no forma una línea recta. Observada de lado, forma una S poco marcada: se curva hacia fuera al final de la espalda, entra a la altura de las dorsales y sale de nuevo. Cuando estás de pie o sentado de manera correcta, las vértebras que forman la columna se mueven con absoluta libertad, lo que te permite flexionarte hacia delante, hacia atrás y hacia los lados con facilidad.

La columna se estira hacia arriba desde el sacro, que también forma la parte posterior de la pelvis. De modo que, para alinear bien la columna, es esencial que la pelvis esté en la postura adecuada (véase la imagen). Mantener la cabeza erguida, alineada con la columna, y los hombros relajados te ayudará a conseguir una postura correcta.

MANTENER UNA BUENA POSTURA EN LA PRÁCTICA DE YOGA

- Comprueba que la pelvis esté alineada correctamente antes de entrar en una postura.

- Mantén el cuello y la cabeza alineados con la columna: coloca la parte inferior de la barbilla paralela al suelo para asegurarte de que tienes la cabeza bien alineada.

- Relaja los hombros: los omóplatos deberían retraerse y descender un poco.

- Relaja los músculos de la cara: las muecas indican que tienes el cuerpo tenso.

- Nunca fuerces el cuerpo en una postura incómoda: trabaja despacio y con suavidad.

Las vértebras de la columna están separadas por unos discos protectores de cartílago. Si caminas o te sientas en una postura encorvada, las vértebras se comprimen y aprietan los discos de cartílago, lo que limita la libertad de movimientos. Las posturas de yoga ayudan a estirar la columna y a recuperar la alineación y movilidad naturales.

Colocar la pelvis

Este sencillo ejercicio te ayuda a colocar la pelvis, y por lo tanto la columna, en la posición correcta. También contribuye a que desarrolles una mayor conciencia corporal al permitirte sentir la diferencia entre una postura incorrecta y una correcta.

Arrodíllate en el suelo de modo que las nalgas descansen sobre los talones de los pies.

1 Si te arrodillas o sientas, aparta con los dedos la carne de las nalgas hacia los lados para que así los huesos estén en contacto con los talones o el asiento de la silla. A continuación, estira ligeramente los huesos de las nalgas hacia el suelo al tiempo que elevas las caderas. La pelvis adoptará la postura correcta. Mantén la cabeza erguida, alineada con la columna, y relaja los hombros. Realiza varias respiraciones.

2 A continuación desplaza ligeramente los huesos de las nalgas hacia atrás y arriba, lo que acercará las caderas al suelo. La pelvis se inclinará hacia delante, desalineará la columna y forzará los músculos de la región lumbar. Recupera la posición correcta de la pelvis y respira varias veces.

3 Continúa empujando los huesos de las nalgas hacia delante, como si elevaras las caderas hacia el techo, lo que provoca que la pelvis se incline hacia atrás. Se producirá una leve tensión en la región lumbar y cierta molestia en los músculos abdominales. Vuelve a la postura correcta y respira.

PRECAUCIÓN

Si arrodillado estás incómodo, prueba a realizar el ejercicio sentado o de pie. Recuerda que siempre debes respirar de manera regular.

CONCENTRACIÓN RELAJADA

El cuerpo y la mente participan en todas las posturas de yoga. Es imposible alinear el cuerpo de manera correcta y mantener una buena respiración si la mente no está atenta. Cuando se practica una postura de yoga la mente necesita concentrarse en muchos pequeños detalles, desde la postura de los pies hasta la mirada.

El nivel de concentración necesario para mantener una *asana* significa que los pensamientos se apartan de los problemas y preocupaciones cotidianos. Como resultado, la mente se torna más relajada y tranquila, y por eso el yoga es una actividad meditativa.

Practicar yoga ayuda a desarrollar una mayor concentración y sensación de paz interior. Al principio, esas sensaciones se desvanecen poco después de haber acabado la clase. Sin embargo, con el tiempo, durarán mucho más y comenzarán a calar en la vida diaria. Relajarse por completo después de una sesión de yoga contribuirá mucho a este proceso.

FOMENTAR EL ESFUERZO CORRECTO

- Trata de enfocar cada *asana* con un espíritu de exploración. Por ejemplo, percibe qué se siente cuando giras la columna o respiras más despacio en una postura complicada.

- Practica lenta y deliberadamente: es imposible concentrarse bien cuando se tiene prisa.

- Concéntrate en lo que estás haciendo. Si te das cuenta de que estás pensando en tareas posteriores, problemas o en otras personas, redirige la atención lentamente hacia el cuerpo y la respiración.

- No intentes dominar un aspecto de una postura si ello significa que descuidas otros. Trata de alcanzar un equilibrio entre esfuerzo y relajación durante la práctica.

La concentración es un elemento clave en la práctica de yoga. Sólo cuando la mente está completamente atenta se puede realizar una postura de yoga de forma correcta y mantener una buena respiración al mismo tiempo.

Relajación

Todas las clases de yoga, por muy cortas que sean, deben acabar con una relajación de cinco o diez minutos. Así el cuerpo se enfría, los músculos se relajan y la mente descansa después de la concentración necesaria para las *asanas*.

La principal postura para la relajación utilizada en yoga es la postura del cadáver (*Savasana*). Hay que tumbarse boca arriba con las piernas estiradas y los brazos a los lados. La postura del cadáver se puede realizar en cualquier momento de la práctica. También es una buena forma de comenzar la práctica, sobre todo si estás cansado o estresado. Si notas la espalda tensa en el paso 2, mantén las piernas flexionadas o túmbate de lado para la relajación.

Postura del cadáver *Savasana*

1 Siéntate en la esterilla con las rodillas flexionadas y las piernas y pies juntos. Coloca las manos en el suelo junto a las caderas. Desciende lentamente hacia el suelo, apoyándote primero en los codos y luego en la espalda. Estira la rabadilla hacia los pies para colocar la pelvis en la posición correcta. Luego estira las piernas sin separar los pies. Levanta la cabeza y comprueba que el cuerpo forme una línea recta.

¿NO PUEDES RELAJARTE?

Algunos profesores aseguran que la postura del cadáver es la *asana* más complicada de llegar a dominar. Si te cuesta relajarte, prueba esta sencilla técnica; respira lenta y regularmente en todo momento. Comienza concentrándote en los pies. Imagina que se vuelven más pesados y se hunden en el suelo. Recorre lentamente el cuerpo del mismo modo, dejando que cada parte se torne más y más pesada. Recuerda que no tienes que sujetarte a ninguna parte del cuerpo; deja que el suelo te aguante. Cuando llegues a la cabeza concéntrate primero en la mandíbula y luego en los ojos mientras sigues respirando de forma rítmica.

2 Aleja las piernas de las caderas, relájalas y deja que caigan hacia los lados. Coloca los brazos a un palmo del cuerpo con las palmas hacia arriba. Cierra los ojos y respira durante al menos cinco minutos.

1

2

CALENTAMIENTO

PRINCIPIANTE

Antes de practicar yoga siempre debes calentar los músculos. Te ayudará a entrar en las posturas con más facilidad y, con toda seguridad, disminuirá el riesgo de calambres, esguinces y otros problemas. El calentamiento tradicional se denomina saludo al sol, que forma la base de la primera serie (véanse págs. 44-47). Sin embargo, si es la primera vez que practicas yoga es aconsejable comenzar con algunos ejercicios de calentamiento como los aquí indicados.

Para realizar el calentamiento, colócate de pie al principio de la esterilla. Separa los pies a la altura de las caderas y deja que los brazos cuelguen a los lados sin tocarse. Coloca la pelvis en la posición correcta (véase pág. 29).

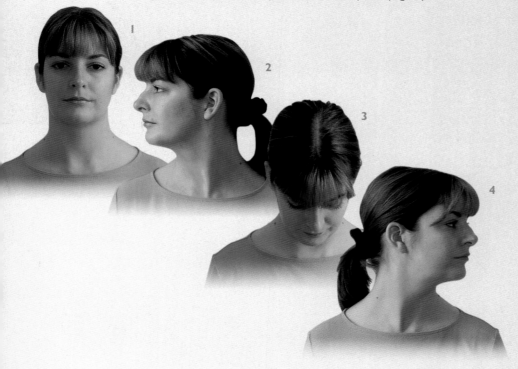

Rotaciones de cabeza

1 Comienza con algunas rotaciones de cabeza y cuello sencillas. Mantén la cabeza erguida y la parte inferior de la barbilla paralela al suelo. Inhala e imagina que una cuerda te tira de la coronilla hacia el techo. Realiza varias respiraciones profundas en esta postura.

2 Al exhalar, gira lentamente la cabeza hacia la derecha. Inhala y mantén la postura. Al exhalar, trata de mover un poco más la cabeza hacia la derecha sin forzarte. Inhala.

3 Exhala y lleva la cabeza al centro. Déjala caer hacia el pecho. Inhala y mantén la postura. Exhala y baja un poco más la cabeza sin forzar el cuello.

4 Inhala y levanta la cabeza. Al exhalar, gírala lentamente hacia la izquierda. Mantén la postura mientras inhalas. Luego exhala y gírala un poco más hacia la izquierda si es posible. Exhala de nuevo al tiempo que llevas la cabeza al centro. Repite los pasos 2 al 4.

Ejercicios de hombros

Muchas personas acumulan tensión en los hombros, sobre todo si pasan mucho tiempo trabajando delante de ordenadores, llamando por teléfono o conduciendo. El ejercicio de hombros ayuda a liberar la tensión muscular y también alivia la rigidez del cuello y la parte superior de la espalda.

1 Colócate al principio de la esterilla. Alinea correctamente la pelvis y la parte inferior de la barbilla paralela al suelo. Inhala lentamente. Al exhalar, imagina que los hombros se relajan. Repite este paso.

2 Inhala, eleva los hombros y acércalos a las orejas tanto como te sea posible. Exhala y deja caer los hombros. Recuerda que no debes tensar la región lumbar al hacer este movimiento. Repite lentamente este paso varias veces.

3 Inhala, eleva sólo el hombro derecho y mantén relajado el izquierdo. Exhala y déjalo caer. Luego repite la secuencia con el hombro izquierdo. Repite todos los movimientos una vez más.

LA POSTURA PERFECTA

Estos ejercicios son muy sencillos, pero no caigas en la tentación de hacerlos muy rápido: cuanto más lento y consciente sea el trabajo, mayor será el beneficio.

EJERCICIOS ADICIONALES

Ahora haz varias rotaciones de hombros.

● Flexiona los brazos de modo que coloques las yemas de los dedos y los pulgares en los hombros.

● Partiendo de los codos, rota los brazos y los hombros seis veces hacia atrás y luego otras seis hacia delante.

● Respira con normalidad en todo momento.

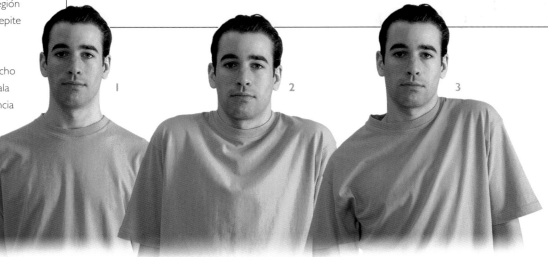

CALENTAMIENTO

PRINCIPIANTE

Comenzar el calentamiento con movimientos muy sencillos, como las rotaciones de cabeza u hombros (véanse págs. 32-33), propicia que trabajes con suavidad y lentitud y respires de manera correcta. Cuando realices los estiramientos de cuerpo siguientes trata de mantener una sensación de calma y relajación. Respirar hondo entre paso y paso te ayudará a que no vayas rápido. Puedes repetir la serie completa dos o tres veces.

Estiramientos

1 Colócate de pie, con los pies separados a la altura de las caderas, la pelvis en la posición correcta y la barbilla paralela al suelo. Deja colgar los brazos a los lados sin tocarse. Inhala y eleva los brazos a los lados con las palmas hacia el frente. Estira bien los brazos, desde las articulaciones de los hombros hasta las yemas de los dedos. Exhala y deja caer los brazos hacia los lados. Repite el ejercicio de nuevo.

2 Exhala y eleva los brazos delante de ti con las palmas hacia abajo. Inclínate hacia delante desde las caderas (no la cintura) y mantén la espalda y las piernas rectas y los hombros relajados. Inhala y sal de la postura. Repítela.

3 Inhala y eleva los brazos hacia el techo. Inclínate levemente hacia detrás y mantén la cabeza alineada con la columna. Flexiona las rodillas para mantener el equilibrio y los hombros relajados. Exhala y sal de la postura. Repítela.

LA POSTURA PERFECTA

En el paso 2, asegúrate de no sacar la barbilla hacia fuera y mantén la cabeza alineada con la columna.

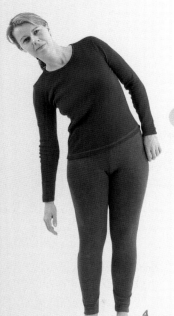

4 Al exhalar, inclínate hacia la derecha. No dejes caer la cabeza, mantenla alineada con la columna. No gires el cuerpo al flexionarlo; mantenlo mirando al frente y trata de relajar el hombro izquierdo. Inhala y sube.

4

EJERCICIOS ADICIONALES

Los calentamientos de piernas ayudan a relajar las caderas y tonificar sus músculos. Recuerda respirar de manera regular.

- De pie, levanta una pierna y balancéala hacia atrás y delante varias veces, tan alto como te sientas cómodo. Repite el ejercicio con la otra pierna.
- De pie, levanta una pierna y flexiónala. Sujeta la rodilla con la mano y desplaza la pierna flexionada hacia el lado (si es posible hasta que forme un ángulo recto con la otra pierna).
  - Mantén la postura unos segundos y luego lleva la pierna al centro antes de salir de la postura.
    - Repite el ejercicio con la otra pierna.

5 Al exhalar, inclínate hacia la izquierda. Mantén el cuerpo mirando al frente y no tenses el hombro derecho. Inhala y sube. Repite de nuevo los pasos 4 y 5.

5

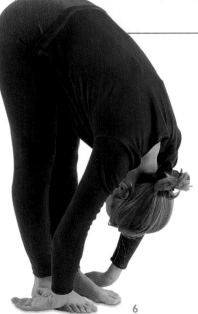

6 Exhala, flexiónate hacia delante desde las caderas y deja caer los brazos delante de ti. Deja que la cabeza cuelgue entre los brazos y relájate durante varias respiraciones. Para subir, inhala y deshaz la flexión lentamente, vértebra a vértebra, levantando la cabeza en último lugar.

6

10

PREGUNTAS Y RESPUESTAS

Elementos de la práctica

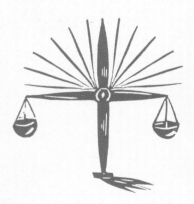

P **¿Puedo hacerme daño practicando yoga?**

R Sí, sobre todo si pruebas una postura compleja sin estar preparado o sin haber calentado previamente. La mayoría de los problemas surgen cuando los alumnos se fuerzan demasiado y se dañan un músculo o ligamento, pero si trabajas lenta y suavemente, el yoga es muy seguro.

1

P **¿Puedo realizar los ejercicios de calentamiento que suelo hacer antes de practicar yoga?**

R Sí, siempre y cuando incluyan estiramientos de todo el cuerpo y te asegures de haber calentado bien el cuerpo (véanse págs. 32-33 para los calentamientos sencillos y págs. 34-35 para los completos).

2

P **Estoy embarazada de varios meses y me han dicho que no me tumbe boca arriba. ¿Cómo hago la relajación?**

R Túmbate de lado y utiliza cojines o coloca almohadillas de espuma debajo de la rodilla de la pierna más elevada para dejar espacio para el vientre. Si estás embarazada lo recomendable es que practiques yoga siguiendo los consejos de un profesor con experiencia, a ser posible especializado en yoga prenatal.

6

P **La región lumbar me duele cuando estoy en la postura del cadáver. ¿Puedo hacer algo al respecto?**

R Trata de flexionar las rodillas y abrázalas acercándolas al pecho antes de estirarlas de nuevo; esto ayuda a colocar la pelvis en la posición correcta. También puedes mantener las rodillas flexionadas con los pies apoyados en el suelo para disminuir la tensión en la región lumbar. Si sigues sintiendo molestias, consulta a un profesor de yoga cualificado.

7

P He probado el ejercicio para colocar bien la pelvis, pero cuando me arrodillo en el suelo me duelen las rodillas. ¿Debo seguir intentándolo?

3

R Depende de dónde te duela. Si el suelo está muy duro, coloca una manta doblada debajo de los pies, pero si notas mucha tensión en la articulación de la rodilla, realiza el ejercicio sentado en una silla.

P Cuando realizo el ejercicio de concentración de la respiración siempre me distraigo. ¿Cómo puedo lograr una mayor concentración?

4

R En cuanto te distraigas, concéntrate en la respiración. No te juzgues con severidad; no importa que te distraigas a menudo siempre y cuando vuelvas a concentrarte en la respiración. Al final la concentración aumentará y te distraerás mucho menos de la respiración.

P Me cuesta mantener el equilibrio al hacer los calentamientos de piernas. ¿Qué hago mal?

5

R Asegúrate de estar erguido antes de levantar las piernas. Distribuye el peso entre los pies, luego flexiona ligeramente las rodillas y a continuación eleva las rótulas y los músculos de los muslos para estirar la pierna. Pasa lentamente el peso al pie de apoyo y luego levanta la otra pierna. Si sigues perdiendo el equilibrio, practica junto a una pared y apóyate en la misma con una mano.

P ¿Es correcto cerrar los ojos durante una postura de yoga? Me ayuda a concentrarme.

8

R La dirección de la mirada es un aspecto importante en muchas posturas de yoga, por lo tanto los ojos deberían permanecer abiertos. Ello fomenta una actitud mental alerta y, a la larga, ayuda en lugar de distraer.

P Me he dado cuenta de que aguanto la respiración durante algunos pasos del ejercicio pélvico. ¿Es normal?

9

R Muchas personas contienen la respiración cuando están concentradas; es una costumbre que el yoga ayuda a eliminar. En cuanto te percates de que estás conteniendo la respiración, detente y concéntrate en la respiración. Luego regresa al ejercicio que practicabas y respira con regularidad.

P ¿Puedo recurrir a la postura de la relajación en cualquier momento?

10

R La postura del cadáver es un método excelente para revigorizarse cuando nos sentimos cansados o estresados. Se puede practicar durante la clase de yoga o en cualquier momento de la vida cotidiana.

3

PRIMEROS
PASOS

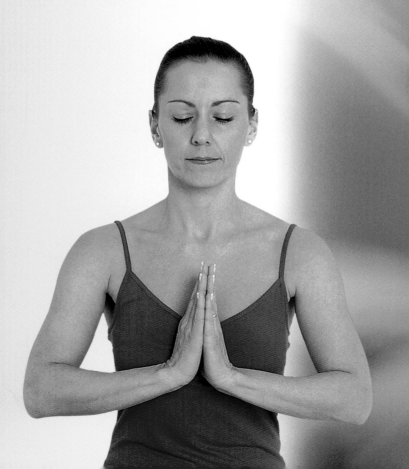

A continuación se describe una breve secuencia de yoga para principiantes. Empréndela con un espíritu de interés y exploración más que con la idea de triunfar o ponerte a prueba. Debes practicarla sobre una esterilla antideslizante. El yoga se centra en la quietud. A los occidentales suele costarnos quedarnos quietos, por lo que las posturas en las que se está sentado e inmóvil nos parecen más difíciles que aquellas en las que hay movimiento.

Para adaptarnos a la necesidad occidental de «hacer algo», la primera práctica de yoga se basa en una serie de posturas dinámicas. El saludo al sol es una serie de *asanas* de yoga clásicas unidas entre sí para formar un ciclo de movimientos gráciles. Es el calentamiento tradicional de yoga, de modo que lo que aprendas en esta lección también te será útil cuando tengas más experiencia.

Antes de comenzar, estira el cuerpo durante varios minutos. En las páginas 32-35 hay varios movimientos de calentamiento sencillos; también puedes realizar otros movimientos que prefieras.

La primera postura de la práctica es sentado con las piernas cruzadas, lo cual te ofrece la oportunidad de «llegar» a la esterilla, es decir, conectar con el cuerpo y prepararte para la clase de yoga. Deja que se desvanezcan las preocupaciones o los pensamientos sobre tareas que debes realizar: emplea este momento para concentrarte en ti mismo.

Si te apetece, practica el ejercicio de concentración en la respiración (véase pág. 26). Es un buen método para comprobar el estado de ánimo. ¿Estás estresado, apático o lleno de energía?

Al sentarte con las piernas cruzadas, presta atención a los dolores que puedas sentir. Recuérdalos mientras practiques las primeras posturas y el saludo al sol. No olvides que debes trabajar lenta y suavemente, respetando las limitaciones del cuerpo. Lo más importante de todo es que respires hondo y de manera regular. Al igual que en todas las secuencias de yoga, acaba tumbado en la postura del cadáver durante al menos cinco minutos.

Aquí también se indican los nombres en sánscrito de las posturas. Vale la pena aprenderlos ya que la mayoría de los profesores occidentales los emplea. Esta secuencia no es apropiada para las embarazadas ni para personas con dolores de espalda.

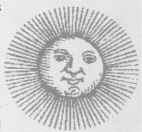

El saludo al sol es una serie de posturas conocidas que fluyen la una después de la otra para formar un único movimiento grácil. Es el calentamiento tradicional en una clase de yoga.

Postura fácil *Sukhasana*

PRINCIPIANTE

La postura con las piernas cruzadas es la más fácil de las posturas sentados. Si se practica con regularidad ayuda a fortalecer la espalda y abre las caderas. También contribuye al equilibrio físico y mental, lo cual ayuda a adoptar el estado de ánimo correcto para la clase de yoga.

1 Siéntate en la esterilla con las piernas estiradas hacia delante. Apoya las manos en el suelo junto a las caderas y cruza las piernas, con la derecha por delante. Presiona las manos sobre la esterilla para estirar la columna hacia el techo y erguirla.

2 Descansa las manos sobre las rodillas y relaja los hombros, con la columna erguida. La cabeza debería estar alineada con la columna, la barbilla paralela al suelo y la mirada hacia el frente. Trata de relajar la zona de las ingles y deja que las rodillas se acerquen un poco más al suelo. Realiza cinco respiraciones regulares. Cambia el cruzamiento de las piernas, de modo que la izquierda quede por delante de la derecha, y realiza otras cinco respiraciones.

LA POSTURA PERFECTA

Si tienes las caderas rígidas (y las rodillas muy separadas del suelo), siéntate sobre un cojín o pasa un cinturón alrededor de la región lumbar y las rodillas para estar más cómodo en la postura.

EJERCICIOS ADICIONALES

- Si estás cómodo, relájate en la postura fácil.
- Practica el ejercicio de concentración de la respiración (véase pág. 26) o coloca las manos en la posición de oración y respira en silencio y calma durante unos instantes.

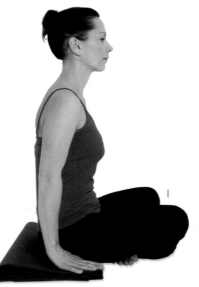

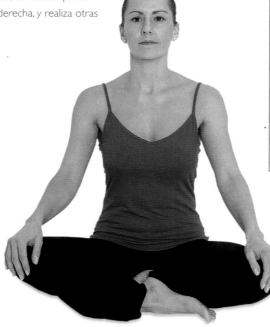

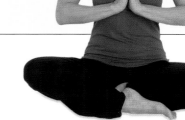

Postura de la montaña tumbado *Supta tadasana*

PRINCIPIANTE

Esta postura sirve para estirar y vigorizar todo el cuerpo y también relaja la región lumbar. Es una versión tumbados de la postura de la montaña, la postura de pie más básica (véase pág. 54).

1 Túmbate boca arriba con las plantas de los pies apoyadas en la pared. Deja los brazos relajados a los lados con la palma hacia el suelo. Levanta la cabeza y comprueba que estás recto.

2 Exhala y flexiona las rodillas. Entrelaza las manos sobre las espinillas y acerca las rodillas al pecho. Esto libera la tensión de la región lumbar y también coloca bien la pelvis para el estiramiento. Inhala y estira las piernas de modo que las plantas de los pies vuelvan a apoyarse en la pared.

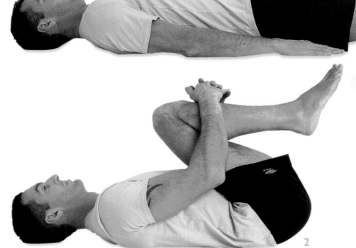

3 Exhala. Luego, al inhalar, estira los brazos por detrás de la cabeza, con las palmas mirando hacia arriba y el dorso apoyado en el suelo. Presiona los pies contra la pared, la cara posterior de las piernas contra el suelo y estírate hacia arriba. Mantén el estiramiento durante cinco respiraciones regulares.

Salir de la postura

Exhala y deja de estirarte. Flexiona las rodillas y gira hacia la izquierda antes de levantarte lentamente.

Postura de la cobra *Bhujangasana*

PRINCIPIANTE

Esta suave flexión de la espalda estira la columna y tonifica los músculos de la región lumbar. Estimula la circulación y abre el pecho. También ayuda a tonificar los órganos reproductivos y alivia los problemas menstruales. Es importante que la hagas lenta y suavemente: sin forzar la espalda.

I Túmbate boca abajo sobre la esterilla, con los pies separados a la altura de las caderas y los dedos gordos de los pies apuntando hacia atrás. Deja los brazos relajados a los lados con las palmas mirando hacia arriba. Apoya el mentón en el suelo y respira.

2 Coloca las manos a ambos lados del pecho, con las palmas hacia el suelo y los codos flexionados. Inhala y presiona las manos contra la esterilla mientras alzas la cabeza y luego separas el cuello y los hombros del suelo. Exhala. Detente aquí o prosigue si la espalda no te duele.

EJERCICIOS ADICIONALES

- La cobra y el perro forman parte del saludo al sol.
- Cuando te hayas familiarizado con las posturas, puedes pasar directamente a la del saludo al sol después de la postura de la montaña tumbado.

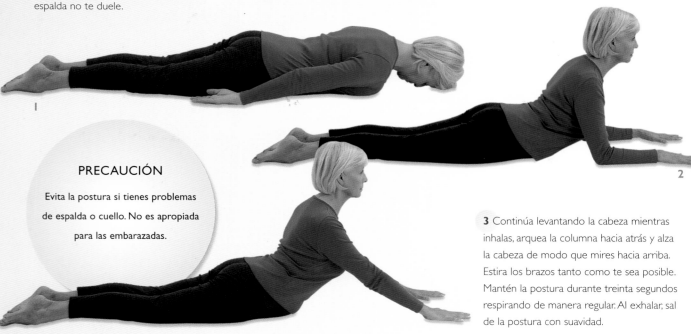

PRECAUCIÓN

Evita la postura si tienes problemas de espalda o cuello. No es apropiada para las embarazadas.

3 Continúa levantando la cabeza mientras inhalas, arquea la columna hacia atrás y alza la cabeza de modo que mires hacia arriba. Estira los brazos tanto como te sea posible. Mantén la postura durante treinta segundos respirando de manera regular. Al exhalar, sal de la postura con suavidad.

Postura del perro hacia abajo *Adhomukha svanasana*

PRINCIPIANTE

La postura imita a un perro estirándose hacia abajo. Es una postura sanadora que estimula con suavidad la circulación y el sistema nervioso. La postura del perro estira la nuca, la espalda, el abdomen y las piernas. Al principio puede costar, pero cuando te acostumbres podrás practicarla para descansar entre otras posturas.

1 Túmbate boca abajo sobre la esterilla con los brazos descansando a los lados y los dedos gordos de los pies apuntando hacia atrás. Separa los pies a la altura de las caderas. Coloca las manos a ambos lados del pecho, con las palmas hacia abajo y los dedos bien separados. Al exhalar, presiona las manos contra la esterilla y elévate hasta quedar arrodillado. Apóyate en los empeines. Observa las manos y comprueba que el dedo corazón señale hacia delante. Inhala.

2 Al exhalar, eleva las caderas hasta que el cuerpo forme una V al revés. Deja caer la cabeza entre los hombros y mira hacia el ombligo.

3 Estira lentamente las piernas al tiempo que elevas las rótulas y los músculos de los muslos. Estira los brazos y el torso hacia las caderas, alejándolos de las manos. Luego baja los talones al suelo o el máximo posible. Realiza cinco respiraciones regulares y luego sal de la postura.

PRECAUCIÓN

La postura del perro no debe practicarse durante las últimas semanas del embarazo. Si sientes tensión en la espalda, flexiona levemente las piernas.

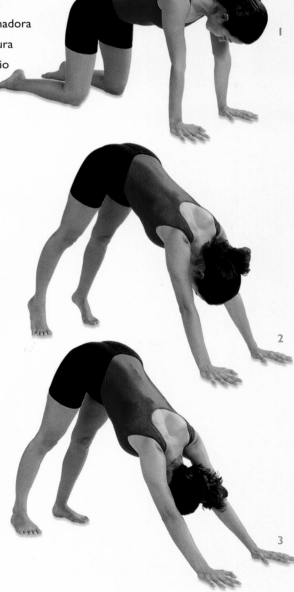

Saludo al sol *Surya namaskar*

PRINCIPIANTE

El saludo al sol se compone de doce posturas, incluyendo la postura del perro y la cobra, unidas entre sí en un flujo rítmico. Apenas se tarda unos minutos en realizarse y puede hacerse como una práctica de yoga completa, por lo que es idónea si tienes poco tiempo o aprendes yoga.

L as posturas expansivas de esta serie relajan y tonifican las articulaciones, los músculos y los órganos internos. Los movimientos deben sincronizarse con la respiración, aunque al principio es normal realizar más respiraciones de la cuenta. A medida que te familiarices con la postura, pasarás con soltura y gracilidad de una postura a la otra, como si bailaras a cámara lenta.

Repite la secuencia al menos dos veces para trabajar por igual ambas partes del cuerpo, y aumenta hasta seis o más veces cuando seas más flexible y fuerte. En teoría cada secuencia debería acabar y empezar sin pausa, pero si estás cansado quédate de pie y respira durante unos instantes en la postura de la oración.

PRECAUCIÓN

Si tienes problemas de espalda o de otra índole, consulta a un profesor de yoga con experiencia antes de practicar el saludo al sol.

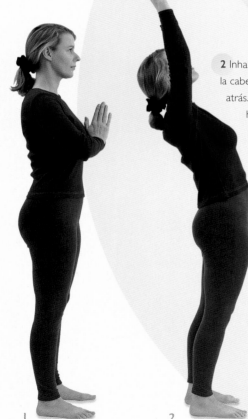

2 Inhala y eleva los brazos por encima de la cabeza, estirándolos hacia arriba y hacia atrás. Sepáralos a la altura de los hombros, con las palmas hacia delante. Al mismo tiempo, inclina el torso y la cabeza hacia atrás de forma cómoda.

1 Colócate de pie con los pies juntos o separados apenas unos centímetros si te sientes más cómodo. Lleva las manos al pecho como si estuvieras rezando. Relaja los hombros. Antes de comenzar el saludo, respira hondo varias veces para calmar la mente y relajar el cuerpo.

1   2

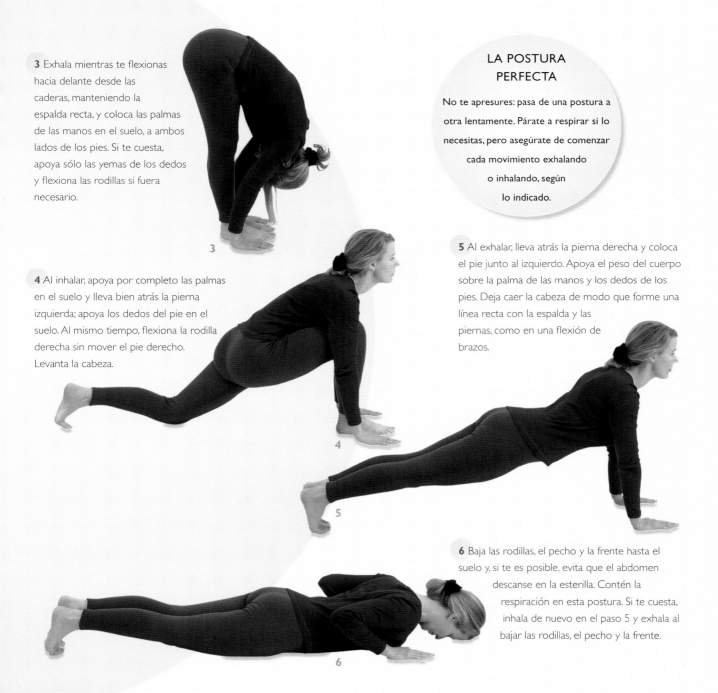

3 Exhala mientras te flexionas hacia delante desde las caderas, manteniendo la espalda recta, y coloca las palmas de las manos en el suelo, a ambos lados de los pies. Si te cuesta, apoya sólo las yemas de los dedos y flexiona las rodillas si fuera necesario.

LA POSTURA PERFECTA

No te apresures: pasa de una postura a otra lentamente. Párate a respirar si lo necesitas, pero asegúrate de comenzar cada movimiento exhalando o inhalando, según lo indicado.

4 Al inhalar, apoya por completo las palmas en el suelo y lleva bien atrás la pierna izquierda; apoya los dedos del pie en el suelo. Al mismo tiempo, flexiona la rodilla derecha sin mover el pie derecho. Levanta la cabeza.

5 Al exhalar, lleva atrás la pierna derecha y coloca el pie junto al izquierdo. Apoya el peso del cuerpo sobre la palma de las manos y los dedos de los pies. Deja caer la cabeza de modo que forme una línea recta con la espalda y las piernas, como en una flexión de brazos.

6 Baja las rodillas, el pecho y la frente hasta el suelo y, si te es posible, evita que el abdomen descanse en la esterilla. Contén la respiración en esta postura. Si te cuesta, inhala de nuevo en el paso 5 y exhala al bajar las rodillas, el pecho y la frente.

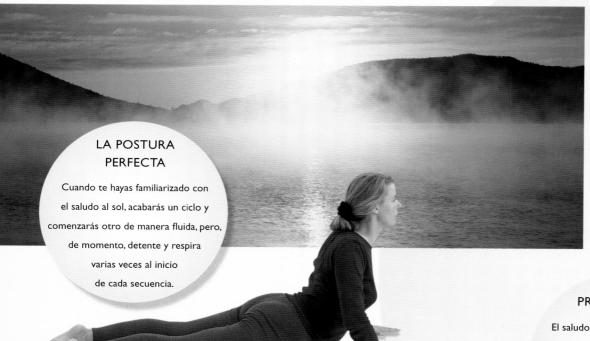

LA POSTURA PERFECTA

Cuando te hayas familiarizado con el saludo al sol, acabarás un ciclo y comenzarás otro de manera fluida, pero, de momento, detente y respira varias veces al inicio de cada secuencia.

Surya namaskar ha sido practicada tradicionalmente como una manera gozosa de saludar al día; los antiguos sabios indios lo realizaban al aire libre, orientandos al este hacia donde nace el sol.

PRECAUCIÓN

El saludo al sol no es apropiado para las mujeres embarazadas ni para las mujeres con la menstruación.

7 Al inhalar, gira los pies de modo que los empeines descansen en el suelo. Estira los brazos y desplaza el torso hacia arriba y hacia delante hasta flexionar la espalda con suavidad. Alza la vista, pero no hundas el cuello ni los hombros. Ésta es la postura de la cobra.

8 Al exhalar, deja caer la cabeza y mueve los pies para que descansen sobre la parte anterior de la planta y la parte inferior de los dedos. Eleva las nalgas hasta que el cuerpo forme una V al revés. Acerca los talones al suelo tanto como puedas y estira los brazos, el torso y las piernas hacia las caderas. Ésta es la postura del perro hacia abajo.

LA POSTURA PERFECTA

Contrae la rabadilla y los músculos abdominales en todo momento para evitar lesiones en la región lumbar.

9 Al inhalar, desplaza la pierna izquierda hacia delante y coloca el pie entre las manos. Al mismo tiempo, eleva el talón derecho y baja la rodilla derecha hasta el suelo. Eleva la cabeza y mira hacia arriba. Es la misma postura que la del paso 4, pero ahora el pie que está delante es el izquierdo, en lugar del derecho.

10 Al exhalar, lleva hacia delante el pie derecho y colócalo junto al izquierdo (o a unos centímetros si te sientes más cómodo). Estira las piernas tanto como puedas. Es una repetición del paso 3.

11 Inhala y sube, irguiéndote desde la base de la columna. Al llegar a la postura de pie, eleva los brazos por encima de la cabeza. Estira los brazos, el torso y la cabeza hacia atrás de forma cómoda. Es una repetición del paso 2.

12 Finalmente, exhala, deja caer los brazos y coloca de nuevo las manos en la postura de la oración (véase paso 1). Repite la secuencia, pero en esta ocasión lleva atrás la pierna derecha en el paso 4 y lleva adelante el pie izquierdo como en el paso 9.

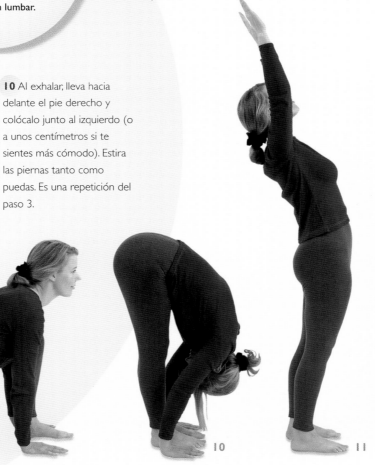

10

11

12

Postura del bastón *Dandasana*

PRINCIPIANTE

Es el punto de partida de muchas posturas sentados y flexiones hacia delante descritas en las lecciones siguientes. Recibe el nombre por la posición de la espalda, que debería estar tan recta como una vara o un bastón (*danda*). La postura del bastón aumenta la concentración en las posturas, lo que te ayudará a sentarte mejor en la vida cotidiana. Es una postura sencilla que se aconseja practicar después del esfuerzo del saludo al sol.

VARIACIÓN

Si te cuesta sentarte erguido en esta postura, siéntate sobre una manta doblada o una almohadilla de espuma. Te ayudará a mantener la columna erguida.

1 Siéntate en el suelo con las piernas estiradas hacia delante y los dedos de los pies señalando hacia arriba. Aparta hacia los lados la carne de los glúteos de modo que los huesos de las nalgas estén en contacto con el suelo: esto confiere una mayor estabilidad a la postura. Coloca las manos a ambos lados de las caderas.

2 Presiona las manos y los muslos contra el suelo al tiempo que elevas el tronco hacia arriba. Mantén la cabeza erguida, alineada con la columna, y la barbilla paralela al suelo. Realiza cinco respiraciones en la postura. Concéntrate en el estiramiento.

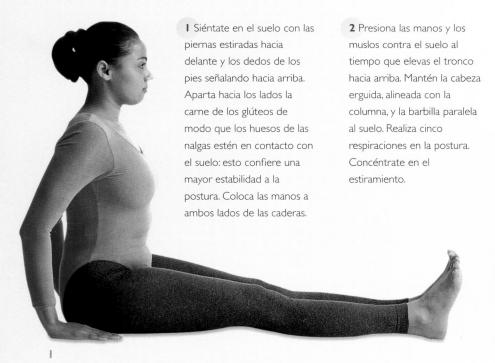

1

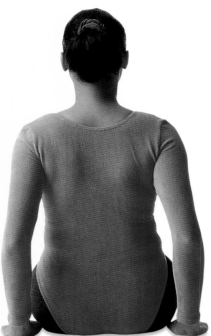

2

Postura de las piernas extendidas *Urdhva prasarita padasana*

PRINCIPIANTE

Es una maravillosa postura invertida calmada para pasar a la relajación. Estar tumbado con las piernas elevadas por encima del corazón propicia que la sangre abandone las extremidades inferiores y las alivie de dolores y cansancio. La postura también abre el pecho, lo que facilita la respiración profunda y la relajación.

1 Túmbate de lado con las rodillas flexionadas y las nalgas en contacto con la pared. Al inhalar, gira lentamente hasta apoyarte en la espalda, sin separar las nalgas de la pared.

2 Sube las piernas y apoya en la pared la parte posterior de los muslos, las pantorrillas y los talones. Levanta la cabeza y comprueba que la parte superior del cuerpo esté recta y forme un ángulo recto con las piernas. Deja los brazos a los lados con las palmas hacia arriba.

3 Estira las piernas hacia arriba y asegúrate de que las nalgas siguen en contacto con el suelo. Al mismo tiempo, estira los brazos por detrás de la cabeza con las palmas hacia arriba. Mantén el estiramiento durante veinte segundos, respirando con normalidad. Luego lleva los brazos hacia delante y descansa.

Acabar la práctica

Al final de la serie para principiantes, túmbate en la postura del cadáver (véase pág. 31) y relájate durante al menos cinco minutos, respirando con normalidad.

LA POSTURA PERFECTA

Puedes realizar la postura de las piernas extendidas entre otras posturas más difíciles si crees que necesitas un descanso; también sirve de estimulante rápido en cualquier momento del día.

LA POSTURA PERFECTA

A diferencia de las otras posturas invertidas, ésta es apropiada para las mujeres con la menstruación.

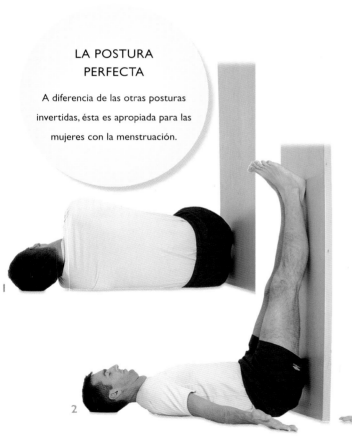

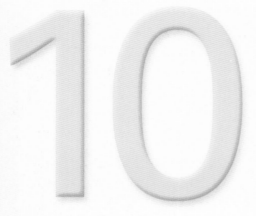

PREGUNTAS Y RESPUESTAS

Primeros pasos

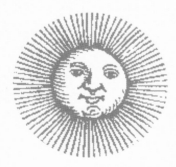

P ¿Por qué me duelen los pies cuando me siento en la postura de las piernas cruzadas?

R Tal vez te sientes demasiado tiempo; al principio, trata de quedarte en la postura durante dos o tres respiraciones, luego aumenta gradualmente. También te ayudará colocar una manta doblada debajo de los pies.

P ¿Las rodillas deben estar cerca del suelo en la postura fácil?

R En teoría, sí. Sin embargo, no te preocupes si las tuyas se quedan muy lejos: a medida que las caderas comiencen a abrirse y a ser más flexibles, las rodillas se acercarán más al suelo.

P ¿Cómo puedo mantener la espalda erguida en la postura del bastón?

R Si tiendes a venirte abajo, practica la postura apoyado en la pared. También te resultará más fácil colocando una manta doblada debajo de las nalgas.

P ¿Por qué cuesta tanto coordinar la respiración con los movimientos en el saludo al sol?

R Todo a su tiempo. De momento, respira todas las veces que necesites y detente durante varias respiraciones en cualquier postura que te parezca complicada. Con la práctica te acostumbrarás a los movimientos y te será más fácil sincronizarlos con la respiración.

P La región lumbar me duele en la postura de la cobra; ¿la estoy haciendo mal?

R No necesariamente, pero es probable que no seas lo bastante flexible para hacer la postura completa. Trabaja lentamente y, nada más sentir tensión en la zona lumbar, disminuye el estiramiento hasta que te sientas cómodo y respira despacio. Al principio tal vez sólo puedas levantar la cabeza del suelo. Si te sigue doliendo, consulta a un profesor de yoga cualificado.

P ¿Cómo evito que me duelan las muñecas en la postura del perro hacia abajo?

R Si te duelen las muñecas seguramente es porque ejerces demasiada presión sobre ellas. Estira bien los brazos y el tronco hacia las caderas: imagina que alguien te eleva las caderas para llevar más peso a los pies. Coloca una toalla enrollada debajo de la base de la mano para disminuir la presión. No permanezcas mucho tiempo en la postura.

P ¿Cómo consigo que los talones me lleguen al suelo en la postura del perro hacia abajo?

R Al principio, a casi todos les parece que los talones están muy lejos del suelo. Asegúrate de que presionas los talones hacia abajo con fuerza para así estirar la cara posterior de las piernas. Con el tiempo el ligamento de la corva será más flexible y los talones llegarán al suelo.

P El saludo al sol me parece muy cansado. ¿Puedo hacer algo al respecto?

R El saludo al sol es agotador y exige estar en forma. Asegúrate de respirar bien; la respiración correcta da mucha energía. Si te sigue costando, adapta la secuencia del principiante: realiza las posturas iniciales seguidas de los tres primeros pasos del saludo al sol y luego las posturas finales. Tal vez te ayude comenzar y acabar con la postura de la relajación.

P ¿Por qué no puedo mantener las nalgas en el suelo en la postura de las piernas extendidas?

R Es posible que el ligamento de la corva esté rígido. Separa un poco las nalgas de la pared para formar un ángulo mayor entre el cuerpo y las piernas. A medida que el ligamento de la corva se torne más flexible te acercarás más a la pared.

P Me cuesta estar más de un minuto o dos en la postura de la relajación. ¿Importa?

R Si te levantas al cabo de unos instantes no obtendrás todos los beneficios del yoga. Saltarse la relajación también es negativo: el yoga abre las articulaciones por lo que son más propensas a una lesión justo después de la práctica de *asanas*. En el caso de los principiantes es aconsejable realizar una relajación guiada; existen muchas grabaciones. Consulta también el ejercicio de la página 31, donde hay que concentrarse en las distintas partes del cuerpo.

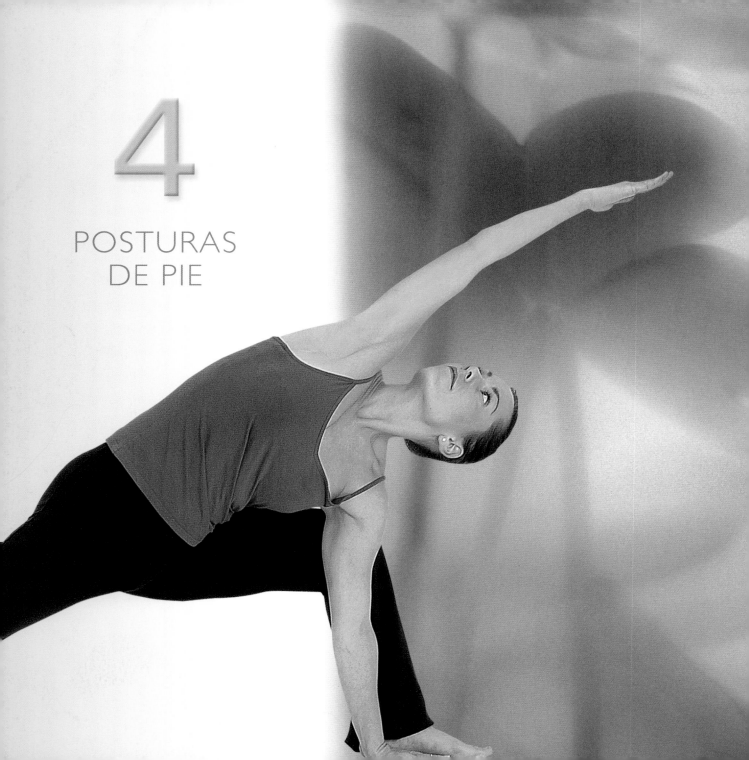

4

POSTURAS
DE PIE

Las posturas de pie acumulan resistencia y fortaleza. Tonifican el cuerpo, liberan la tensión y mejoran la circulación y la respiración. A nivel psicológico, se dice que también aumentan la confianza en uno mismo y la fuerza de voluntad. Es bueno realizarlas al comienzo de la práctica de yoga ya que ayudan a obtener la energía y la quietud mental necesarias para una clase larga.

Las posturas de pie también desarrollan la conciencia de la postura, necesaria para todas las *asanas* de yoga. Todas las posturas de pie fortalecen las piernas, la espalda y también el corazón. Muchas de las posturas de pie descritas en esta lección son apropiadas para los principiantes; el resto es mejor practicarlas cuando se ha ganado cierta flexibilidad y fuerza. Si quieres, puedes incorporar las posturas de pie a la secuencia de la Lección Tres. Hazlas después del saludo al sol o intenta practicar la postura de la montaña al inicio de la secuencia.

Una práctica centrada en las *asanas* de pie también es una forma positiva y dinámica de comenzar el día. Sin embargo, no sientas la tentación de añadir demasiadas posturas a la vez a la práctica; recuerda que la calidad del yoga que practiques es mucho más importante que el número de posturas del repertorio.

Cuando realices las posturas de pie respira de forma regular. Es aconsejable disminuir el número de respiraciones durante una postura; no respires deprisa. También es importante que estés atento a la postura: mantén las rodillas y los músculos de los muslos contraídos y la columna bien estirada. Si fuera necesario, repasa las pautas de la Lección Dos.

Como siempre, es importante que practiques a tu ritmo y respetando tus limitaciones. No te fuerces jamás en las posturas y detente si sientes dolor. Es probable que tengas que adaptar algunas posturas: si se ofrece una versión más fácil de una postura, es recomendable que la practiques hasta que te sientas cómodo en la misma y luego realices la postura completa.

Las posturas de pie tonifican el cuerpo, liberan la tensión y mejoran la circulación. También aumentan la confianza en uno mismo y la concentración en la postura.

Postura de la montaña *Tadasana*

PRINCIPIANTE ·

La postura de la montaña es la base de todas las posturas de pie por lo que es importante dominarla antes de realizar otras *asanas* más complicadas. Tal y como el nombre indica, hay que mantenerse fuerte e inmóvil como una montaña, lo cual acumula calma, fuerza y atención hacia la postura. Al igual que muchas *asanas* aparentemente sencillas, su práctica exige disciplina y resistencia mental.

1 Colócate de pie con los pies juntos; los dedos gordos y los tobillos se tocan entre sí. Separa los dedos y ensancha la planta de los pies. Distribuye el peso a lo largo y a lo ancho de ambos pies.

2 Estira las piernas sin bloquear las rodillas. Para ello, flexiona levemente las rodillas y luego contrae y sube las rótulas y los músculos de los muslos.

3 Contrae los músculos abdominales y la rabadilla para colocar bien la pelvis. Sube el esternón, pero no lo lleves hacia delante. Estira los brazos hacia abajo, ligeramente separados de los costados y con las palmas hacia dentro.

4 Relaja los hombros y entra los omóplatos. Mantén la cabeza erguida, alineada con la columna, y la barbilla paralela al suelo. Realiza cinco respiraciones regulares en la postura.

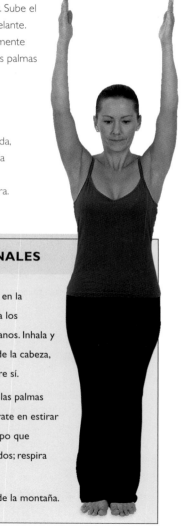

EJERCICIOS ADICIONALES

- Estirar los brazos hacia arriba en la postura de la montaña ejercita los hombros, las muñecas y las manos. Inhala y estira los brazos por encima de la cabeza, con las palmas mirándose entre sí.

- Gira los brazos de modo que las palmas miren hacia delante. Concéntrate en estirar los brazos hacia arriba al tiempo que mantienes los hombros relajados; respira cinco veces.

- Exhala y regresa a la postura de la montaña.

Postura del árbol *Vrkasana*

En esta postura grácil un pie hace de soporte mientras los brazos se estiran hacia arriba como las ramas más altas de un árbol. La postura del árbol estira las piernas y la espalda y fomenta el equilibrio, un aspecto fundamental de todas las *asanas* de yoga. Fortalece el cuerpo y también aumenta la concentración: debes concentrarte para no perder el equilibrio.

1 Sitúate en la postura de la montaña y mira hacia delante. Respira hondo varias veces para concentrarte. Luego pasa el peso al pie izquierdo.

2 Flexiona la rodilla para subir la pierna derecha. Llévala hacia el lado, girándola desde la cadera. Sujeta el tobillo y apoya la planta del pie en el muslo izquierdo, lo más cerca posible de la ingle. Lo idóneo sería que la rodilla derecha apuntase hacia el lado y las caderas estuvieran al mismo nivel. Sigue mirando hacia delante en la postura. Si fijas la mirada en algún lugar, como una marca en la pared, te será más fácil mantener el equilibrio.

3 Presiona el pie izquierdo contra el suelo para ayudarte a mantener el equilibrio. Al inhalar, eleva los brazos por encima de la cabeza y une las palmas. Respira cinco veces en la postura. Al exhalar, baja los brazos lentamente y luego repite el ejercicio con la otra pierna.

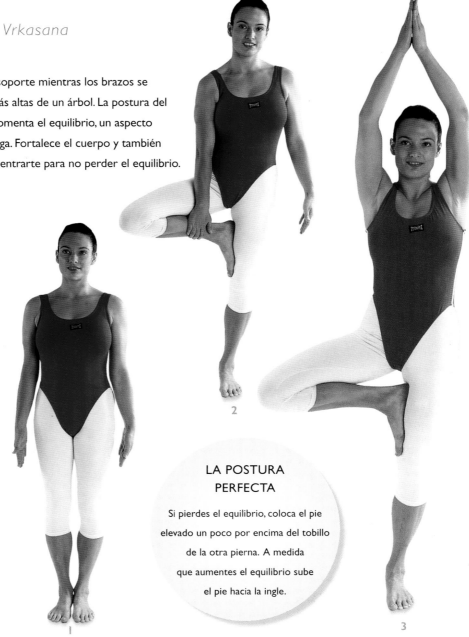

LA POSTURA PERFECTA

Si pierdes el equilibrio, coloca el pie elevado un poco por encima del tobillo de la otra pierna. A medida que aumentes el equilibrio sube el pie hacia la ingle.

Postura del triángulo *Utthita trikonasana*

En esta postura dinámica nos flexionamos lateralmente para formar un triángulo con el cuerpo. La postura estira el tronco, fortalece las piernas y flexibiliza las caderas. También afina la cintura y mejora la digestión.

LA POSTURA PERFECTA

Si no llegas al suelo con la mano, apóyala en el tobillo, la espinilla o el muslo. Si notas tensión cuando giras la cabeza, mira hacia delante.

1 Sitúate en la postura de la montaña. Inhala y salta o separa los pies un metro. Eleva los brazos hacia los lados de modo que formen una línea recta con los hombros. Mira hacia delante.

2 Exhala y gira el pie izquierdo ligeramente hacia el interior (unos 15°). Gira la pierna y pie derechos hacia el lado; el giro debe nacer en la cadera. El talón derecho tiene que estar alineado con el arco del pie izquierdo. Las caderas miran hacia delante. Eleva las rótulas y los músculos de los muslos, como en la postura de la montaña.

3 Inhala y eleva el tronco desde las caderas, luego exhala y flexiónate hacia la derecha. Apoya la palma o las yemas de los dedos en el suelo, junto a la pantorrilla derecha, y mantén el peso en los pies. Retrasa la cadera izquierda de modo que las dos caderas estén alineadas. Eleva el brazo derecho por encima de la cabeza y luego gira la cabeza para mirar la mano. Respira cinco veces de manera regular.

Salir de la postura

Inhala, sube y gira los pies hacia delante. Repite el ejercicio en el lado izquierdo, cambiando la posición de pies y manos. Para acabar, exhala y regresa a la postura de la montaña.

Postura del ángulo lateral extendido

Utthita parsvakonasana

PRINCIPIANTE

Esta postura geométrica estira todo el lateral del cuerpo, desde los dedos de los pies hasta las yemas de los dedos de las manos. Al igual que el triángulo, afina la cintura y ayuda a digerir. También mejora la flexibilidad de la columna y de las piernas, incluyendo los tobillos. Es una postura expansiva que abre el pecho y facilita la respiración.

PRECAUCIÓN

Si sientes tensión al girar la cabeza, mira hacia delante en lugar de mirar hacia arriba.

1 Colócate en la postura de la montaña (no mostrada). Al inhalar, salta o separa los pies 1,2-1,4 metros. Al mismo tiempo, eleva los brazos hacia los lados de modo que formen una línea recta con los hombros. Mira hacia delante.

2 Al exhalar, gira el pie izquierdo ligeramente hacia dentro (unos 15°). Gira la pierna y pie derechos hacia el lado; el giro debe nacer en la cadera. El arco del pie izquierdo debería estar alineado con el talón derecho. Las caderas miran hacia el frente. Estira bien las piernas, subiendo las rótulas y los muslos.

3 Inhala y flexiona la rodilla derecha de modo que el muslo y la pantorrilla formen un ángulo recto entre sí. Eleva el tronco desde las caderas. Exhala y flexiónate hacia la derecha y coloca la mano derecha o las yemas de los dedos en el suelo, junto al tobillo derecho. Estira el brazo izquierdo hacia arriba.

4 Durante la exhalación, acerca el brazo izquierdo a la cabeza de modo que forme una línea recta con el tronco y la pierna izquierda. Gira la cabeza y mira hacia arriba. Respira cinco veces de manera regular en la postura.

Salir de la postura

Sube al inhalar y gira los pies hacia delante. Luego repite el ejercicio hacia el otro lado, cambiando la posición de pies y manos. Para acabar, exhala y regresa saltando o uniendo los pies en la postura de la montaña.

Postura del guerrero II *Virabhadrasana II*

Las posturas del guerrero acumulan fortaleza en la espalda y piernas y fomentan la resistencia. También tonifican el abdomen. Aunque la *asana* se llama el Guerrero II, es más fácil que el Guerrero I y es una buena preparación para la misma.

LA POSTURA PERFECTA

Asegúrate de que las rodillas apunten en la misma dirección que los pies y no permitas que se vengan hacia dentro. La rodilla flexionada tiene que estar justo encima del tobillo.

1 Sitúate en la postura de la montaña (no mostrada). Al inhalar, salta o separa los pies 1,2-1,4 metros. Al mismo tiempo, estira los brazos hacia los lados de modo que formen una línea recta con los hombros. Mira hacia delante.

2 Exhala y gira los dedos del pie izquierdo ligeramente hacia dentro (unos 15°). Gira la pierna derecha hacia la derecha; inicia el giro en la cadera. El talón del pie derecho está alineado con el arco del izquierdo. El tronco y las caderas miran hacia delante. Inhala y estírate desde las caderas.

3 Al exhalar, flexiona la pierna derecha hasta que el muslo quede paralelo al suelo. La rodilla está en línea recta con el tobillo. Gira la cabeza hacia la derecha y mira el dedo corazón de la mano derecha. Mantén el torso estirado hacia arriba y el brazo izquierdo hacia atrás. Respira cinco veces de forma regular en la postura.

4 Al inhalar, estira la pierna derecha y gira los pies y el cuerpo hacia delante. Cambia de pie y repite el ejercicio hacia el otro lado.

Postura del guerrero I *Virabhadrasana I*
PRINCIPIANTE

Esta postura poderosa ayuda a estirar las articulaciones de la columna, aumenta la flexibilidad y libera tensión de la nuca y la espalda. También tiene un efecto fortalecedor en las emociones ya que fomenta la autoestima y crea una actitud mental positiva. Es posible que te sientas lleno de energía cuando termines de practicarla.

1 Sitúate en la postura de la montaña. Al inhalar, salta o separa los pies 1,2-1,4 metros. Al mismo tiempo, estira los brazos hacia los lados de modo que formen una línea recta con los hombros. Mira hacia delante.

2 Exhala y gira los brazos de modo que las palmas miren hacia arriba. Inhala y eleva los brazos por encima de la cabeza hasta unir palmas y dedos.

3 Exhala y gira los dedos de los pies hacia dentro, esta vez unos 45°. Gira la pierna derecha hacia la derecha; realiza el movimiento desde la cadera. Gira el cuerpo en la misma dirección. Inhala y elévate desde las caderas.

4 Exhala y flexiona la pierna derecha hasta que el muslo quede paralelo con el suelo. La rodilla tiene que estar justo encima del tobillo. Mantén el talón izquierdo en el suelo. Elévate desde las caderas y observa las manos. Respira cinco veces de manera regular en la postura.

Para salir de la postura
Inhala, estira la pierna derecha y gira hacia el frente. Exhala y baja los brazos hasta la altura de los hombros. Luego inhala, eleva los brazos por encima de la cabeza y repite el ejercicio hacia el otro lado.

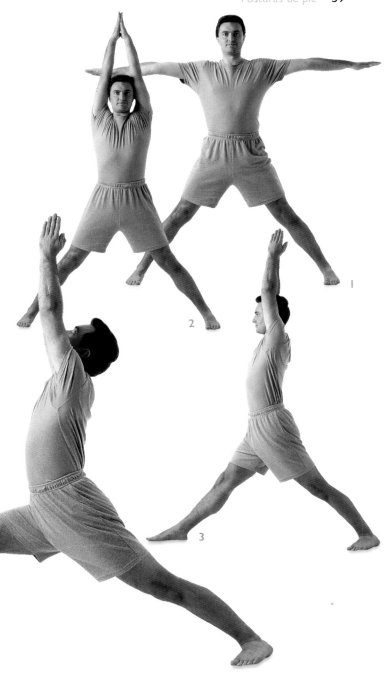

Postura de la media luna *Ardha chandrasana*

INTERMEDIO

Al igual que la postura del árbol, esta hermosa postura de equilibrio es muy relajante y aumenta la concentración mental. Fomenta la coordinación y estira bien la columna, lo que mejora la alineación y aumenta la flexibilidad. Como todas las posturas de pie, fortalece las piernas, sobre todo los tobillos y las rodillas.

1 Adopta la postura de la montaña, luego inhala y salta o separa los pies un metro al tiempo que estiras los brazos hacia los lados. Gira el pie izquierdo ligeramente hacia dentro (unos 15°) y gira el pie derecho hacia la derecha; inicia el movimiento desde la cadera. Inhala y elévate, luego exhala y flexiónate hacia la derecha. Apoya las yemas de los dedos de la mano derecha en el suelo y mírate la mano izquierda; es la postura del triángulo.

2 Exhala y flexiona la pierna derecha. Gira la cabeza y mira hacia delante. Acerca el pie derecho al izquierdo de modo que puedas levantarlo sin caerte. Coloca la mano derecha delante del pie derecho, a unos 30 centímetros, y deja descansar el brazo izquierdo sobre el costado.

3 Inhala y aleja el tronco de las caderas. Exhala y eleva la pierna izquierda y estírala bien lejos del cuerpo a la altura de la cadera. Eleva el brazo izquierdo en vertical con la palma hacia delante y gira la cabeza para mirarte la mano. Respira cinco veces de manera regular en la postura.

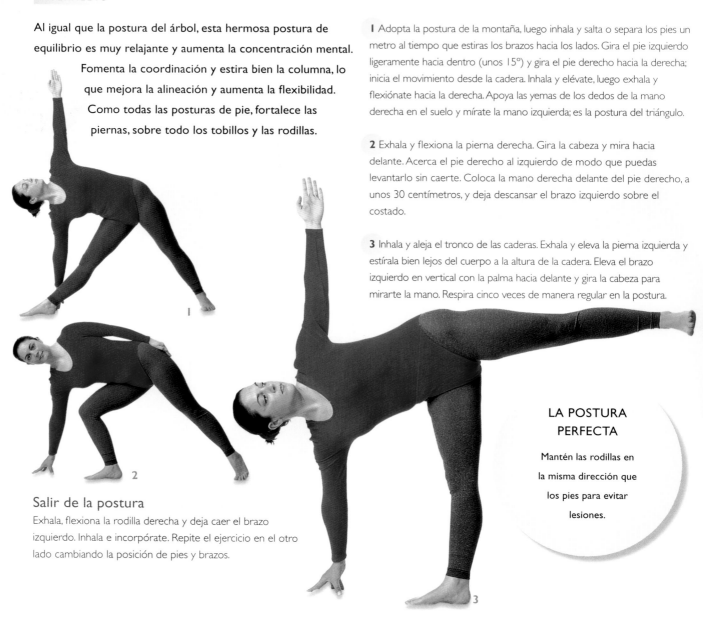

Salir de la postura

Exhala, flexiona la rodilla derecha y deja caer el brazo izquierdo. Inhala e incorpórate. Repite el ejercicio en el otro lado cambiando la posición de pies y brazos.

LA POSTURA PERFECTA

Mantén las rodillas en la misma dirección que los pies para evitar lesiones.

Postura del señor de la danza *Natarajasana*

INTERMEDIO

Esta postura elegante y desafiante ayuda a equilibrar el sistema nervioso y mejora el porte mental y físico. Estira la columna con suavidad y fortalece las piernas. Recibe el nombre del dios hindú Shiva, que suele representarse realizando una danza cósmica para la creación.

1 Sitúate en la postura de la montaña. Inhala, flexiona la rodilla derecha y eleva el pie por detrás de ti de modo que puedas sujetar el pie o el tobillo con la mano derecha. Respira varias veces si necesitas recobrar el equilibrio.

2 Al inhalar, extiende el brazo izquierdo por encima de la cabeza con la palma hacia delante. Mantén la espalda erguida: la columna, la nuca y la cabeza forman una línea. Vuelve a respirar si necesitas recobrar el equilibrio de nuevo.

LA POSTURA PERFECTA

Se necesita práctica para mantener el equilibrio en esta postura. Detente en el Paso 1 o Paso 2 si no puedes realizar la postura completa. No la practiques si tienes problemas de espalda.

3 Al exhalar, eleva la pierna derecha hacia arriba y hacia atrás. Lo idóneo es que el muslo esté paralelo al suelo, pero sólo súbelo mientras te sientas cómodo. Al mismo tiempo, extiende el brazo izquierdo hacia arriba y hacia delante y mantén el tronco tan paralelo al suelo como te sea posible. Respira cinco veces de manera regular en la postura.

Salir de la postura

Inhala y lleva el brazo izquierdo hacia el techo. Exhala y baja la pierna derecha y el brazo izquierdo. Repite el ejercicio con la otra pierna.

Flexión hacia delante *Uttanasana*

PRINCIPIANTE

La flexión de pie hacia delante es una postura maravillosa que alarga la columna y estira la parte posterior del cuerpo. Forma parte del saludo al sol, descrito en la Lección Tres. Las flexiones hacia delante son posturas relajantes que ayudan a calmar la mente y a relajar el sistema nervioso. También tonifican los órganos abdominales.

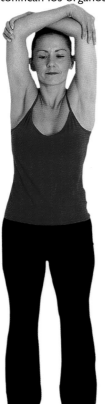

LA POSTURA PERFECTA

En la postura final, mantén los músculos de los muslos y los huesos de las nalgas hacia arriba mientras relajas la parte superior del cuerpo hacia abajo. Evita las flexiones hacia delante si tienes problemas de espalda.

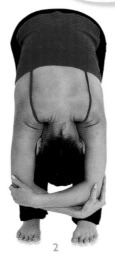

1   2

VARIACIÓN

Si la flexión completa te cuesta, prueba esta postura más fácil:

- Coloca una silla delante de ti.
- Eleva los brazos por encima de la cabeza, como en el Paso 1.
- Luego, mientras te flexionas hacia delante como en el Paso 2, apoya las palmas en el respaldo de la silla y respira cinco veces de manera regular.

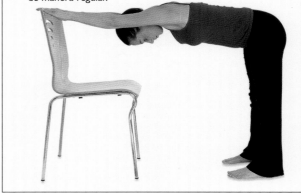

1 Sitúate en la postura de la montaña. Separa los pies a la altura de la cadera y respira hondo varias veces. Inhala y eleva los brazos por encima de la cabeza. Flexiona los brazos y sujétate de los codos con suavidad.

2 Exhala y flexiónate lentamente hacia delante desde las caderas (no la cintura). Mantén la espalda recta y las piernas activas. Distribuye el peso entre ambos pies. Continúa flexionándote hacia delante y lleva el tronco y los brazos hacia las rodillas. Relaja la parte superior del cuerpo, con la cabeza colgando, y respira hondo cinco veces. Para subir, suelta los brazos y coloca las manos en las caderas. Luego inhala y asciende lentamente, deshaciendo la flexión desde las caderas hacia arriba.

Torsión de pie *Marichyasana*

Las torsiones son posturas vigorizantes que liberan la tensión de la espalda y aumentan la flexibilidad de las caderas y la columna. También masajean los órganos internos y mejoran la digestión y los procesos de eliminación. Es esencial que al hacer la postura gires hacia ambos lados.

Para realizar la torsión necesitarás colocar una silla de lado contra la pared. Coloca una almohadilla de espuma o un par de guías telefónicas encima del asiento.

1 Sitúate en la postura de la montaña, de frente ante la silla y con el costado derecho hacia la pared. Eleva la pierna derecha y apóyala sobre la almohadilla con los dedos de los pies hacia delante. Coloca las manos en las caderas. Respira hondo varias veces.

PRECAUCIÓN

Asegúrate de que giras la columna por igual, no gires la nuca más de la cuenta. Realiza movimientos lentos y seguros; no te fuerces.

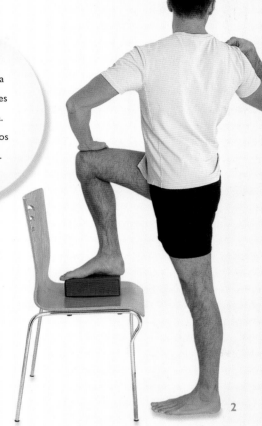

2

2 Apoya la mano izquierda sobre la rodilla derecha. Al exhalar, gira lentamente el tronco hacia la pared y apoya la mano derecha en ella. Inhala y, al exhalar, empuja suavemente hacia atrás con la mano izquierda y presiona con la derecha contra la pared para intensificar la torsión. Mantén las rodillas y las caderas hacia delante. Respira cinco veces de manera regular en la postura.

Salir de la postura

Al exhalar, afloja la torsión y gira hacia delante. Baja el pie derecho al suelo. Finalmente, desplaza la silla y repite el ejercicio hacia el otro lado.

1

Flexión hacia delante lateral *Parsvottanasana*

La posición de las manos en esta postura sirve para expandir el pecho y respirar hondo. También mejora la flexibilidad de las muñecas y ayuda a corregir los hombros encorvados. El nombre en sánscrito de la postura significa estiramiento (*uttana*) intensivo hacia el lado (*parsva*); es un estiramiento intenso que trabaja las piernas, las caderas y la columna y mejora la flexibilidad. También tonifica el abdomen.

LA POSTURA PERFECTA

Al flexionarte hacia delante asegúrate mantener las caderas alineadas.

1 Sitúate en la postura de la montaña y coloca las manos detrás de la espalda, con las yemas de los dedos tocándose y hacia arriba. Ensancha los hombros, retrasa los codos y une las palmas de las manos si te es posible. Desliza las manos hacia arriba tanto como puedas.

2 Inhala y salta o separa los pies un metro. Distribuye el peso entre los pies, que están paralelos y hacia delante. Mira hacia el frente.

3 Al exhalar, gira el pie izquierdo hacia dentro unos 60° y gira el pie derecho hacia el lado; inicia el movimiento desde la cadera. Gira las caderas y el tronco hacia la derecha de modo que estén por encima de la pierna derecha. Inhala y estira el tronco desde las caderas. Mantén las piernas activas.

4 Exhala, flexiónate hacia delante desde las caderas y acerca la barbilla a la espinilla sin curvar la espalda (es posible que al principio no puedas bajar mucho). Respira cinco veces de manera regular en la postura.

Salir de la postura

Inhala e incorpórate lentamente, deshaciendo la flexión desde las caderas hacia arriba. Luego gira el cuerpo y los pies hacia delante. Cambia los pies y repite el ejercicio hacia el otro lado.

1

2

3

4

Flexión hacia delante con las piernas separadas *Prasarita padottanasana*
INTERMEDIO

Esta postura relajante alarga los ligamentos de la corva y estira bien los músculos internos de los muslos. Flexionar el torso hacia delante aumenta el riego sanguíneo hacia la cabeza y estimula los órganos digestivos. Realiza la flexión desde las caderas, no desde la cintura, y mantén las piernas activas, con los músculos de los muslos contraídos.

PRECAUCIÓN

Sal de la postura lentamente para no marearte. Esto es muy importante si tienes la presión baja.

1 Sitúate en la postura de la montaña. Inhala y salta o separa los pies 1,2-1,5 metros, mirando hacia delante. Estira los brazos hacia los lados a la altura de los hombros. Gira los dedos ligeramente hacia dentro y presiona la zona externa de los pies contra el suelo. Exhala y coloca las manos en las caderas.

2 Inhala. Sube la cara interna de las piernas y eleva el tronco desde las caderas. Exhala y flexiónate hacia delante con la espalda recta. Coloca las manos en el suelo, separadas a la altura de los hombros. Inhala y estira la columna hacia delante.

3 Exhala, flexiona los brazos y lleva la coronilla al suelo, entre las manos o tan cerca como te sea posible. Respira cinco veces de manera regular en la postura.

Salir de la postura

Inhala y sube la cabeza. Exhala y coloca las manos en las caderas. Luego inhala e incorpórate lentamente. Al exhalar salta o desplaza los pies para unirlos.

10

PREGUNTAS Y RESPUESTAS

Posturas de pie

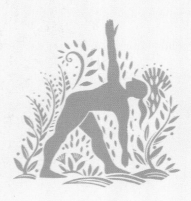

P ¿Cómo mantengo el equilibrio en la postura de la montaña?

1

R Intenta practicar la postura con la espalda apoyada en una pared; te ayudará a estar erguido y a no perder el equilibrio. También puedes practicarla con los pies separados unos 10 cm si así te resulta más fácil.

P ¿Cómo puedo hacer la postura del árbol sin tambalearme?

2

R Los principiantes suelen tambalearse cuando estiran los brazos hacia arriba. Si te ocurre eso, baja los brazos y practica la postura de la pierna hasta que no te tambalees. Si tiemblas en la postura de la pierna, apóyate en la pared. Mira hacia delante mientras realizas la postura. Si fijas la mirada en algún punto de la pared te será más fácil mantener el equilibrio.

P ¿Tengo que realizar las posturas siguiendo el orden indicado aquí?

6

R No, pero es aconsejable practicar las posturas de principiante antes de pasar a las de nivel intermedio. Primero debes practicar la postura de la montaña porque es el punto de partida de las otras posturas. Del mismo modo, practica la flexión hacia delante sencilla y la torsión antes de probar las posturas que vienen a continuación.

P No puedo colocar las manos bien en la postura de la flexión hacia delante lateral. ¿No debo practicarla?

7

R Haz la postura pero varía la posición de las manos: flexiona los brazos detrás de la espalda y sujétate de los codos. Te ayudará a abrir el pecho, aunque no con tanta intensidad como en la postura de la oración. También puedes probar la posición de las manos en la postura de la montaña; con el tiempo mejorarás la flexión de las muñecas y te será más fácil.

P No llego al suelo con la mano en la postura del ángulo lateral extendido. ¿Hay una variación más fácil?

3

R Apoya la mano en el muslo si te es más fácil. También puedes colocar un par de almohadillas de espuma, o guías telefónicas, en el suelo junto al pie y apoyar la mano en ellas.

P No logro mantener el talón en el suelo en la postura del guerrero. ¿Qué debo hacer?

4

R Coloca una toalla pequeña y enrollada debajo del mismo. Con el tiempo los ligamentos de la corva serán más flexibles y podrás desenrollar la toalla gradualmente.

P ¿Cómo sé si estoy bien alineado en la postura de la media luna?

5

R Al principio es difícil saber si estás realizando la postura de manera correcta. La manera más fácil de averiguarlo es practicándola delante de un espejo. También puedes hacerla apoyado en la pared: te facilitará la alineación y el equilibrio.

P ¿Por qué no llego al suelo con la cabeza en la flexión hacia delante con las piernas separadas?

8

R Sólo las personas con ligamentos de corva flexibles llegan al suelo con la cabeza. Baja cuanto puedas y respira. Puedes sujetarte de las espinillas en lugar de colocar las manos en el suelo. También es posible colocar un par de guías telefónicas en el suelo y descansar la cabeza sobre las mismas.

P ¿Cómo sabré cuándo estoy listo para probar una postura nueva?

9

R Cuando se practica en casa hay que experimentar. Si te apetece probar una postura nueva, hazlo y comprueba cómo te sientes. Trabaja despacio y con suavidad para no lesionarte.

P En algunas posturas no aguanto cinco respiraciones. ¿Pasa algo?

10

R Dependiendo de la experiencia, aguantarás en las posturas más o menos respiraciones. Sin embargo, si te cuesta permanecer en una postura durante dos o tres respiraciones, concéntrate en las *asanas* más sencillas —sobre todo la postura de la montaña— para aumentar la flexibilidad y la fortaleza.

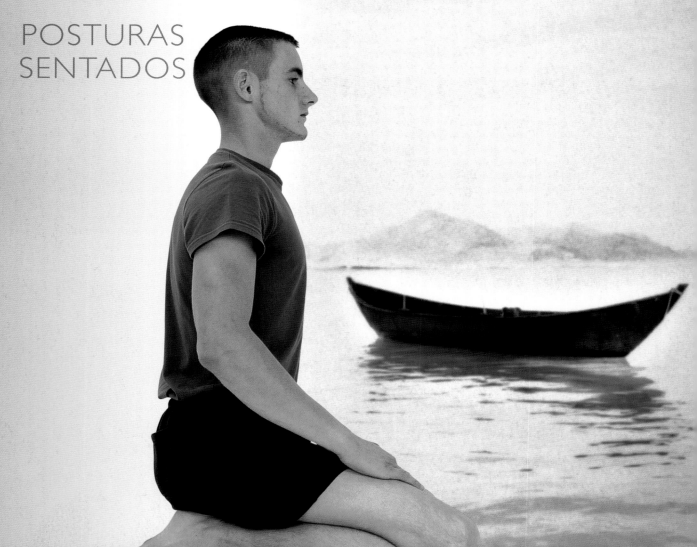

5

POSTURAS
SENTADOS

Las posturas sentados ayudan a mejorar la flexibilidad de las piernas y caderas. La mayoría son posturas relajantes que calman la mente y relajan el cuerpo. Al principio parecen más fáciles que las posturas de pie, pero debemos estar concentrados para mantener la postura correcta y la respiración adecuada.

Después del esfuerzo que exige el saludo al sol y muchas de las posturas de pie, es un alivio liberar a los pies del peso y sentarse en la esterilla. Algunas posturas sentados se utilizan para meditar y el objetivo es que te sientas tan cómodo en estas posturas que puedas permanecer horas en ellas.

Algunas posturas sentados básicas —la postura de las piernas cruzadas y la postura del bastón— ya se han descrito en la secuencia para principiantes (Lección Cuatro). Muchas posturas sentados comienzan con la postura del bastón por lo que es aconsejable que estés familiarizado con esa postura antes de practicar las *asanas* descritas en esta lección. Otras posturas sentados comienzan arrodillados, como la postura del rayo, la primera *asana* descrita en este capítulo.

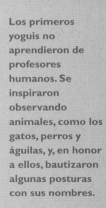

Es posible incorporar las posturas sentados a la secuencia para principiantes; puedes añadir un par de posturas nuevas después de la del bastón o comenzar la práctica con una versión suave de la del rayo, la cara de vaca y las torsiones de brazos en lugar de la postura con las piernas cruzadas.

Otra posibilidad es realizar una secuencia sencilla de posturas sentados basada en las posturas descritas aquí. Es aconsejable practicar la secuencia de pie y la secuencia sentados en días diferentes durante varias semanas, y luego unirlas en una serie más larga. Como siempre, la práctica debe acabar con una relajación de entre cinco y diez minutos en la postura del cadáver.

El yoga es un proceso de aprendizaje. Si practicas de manera regular serás más flexible y resistente. De todos modos, es posible que algunos días estés más rígido, apático o te distraigas con más facilidad. Recuerda que el yoga te ofrece la oportunidad de observar cómo eres, pero es esencial que lo practiques sin juzgarte ni comparar la experiencia con prácticas anteriores.

Los primeros yoguis no aprendieron de profesores humanos. Se inspiraron observando animales, como los gatos, perros y águilas, y, en honor a ellos, bautizaron algunas posturas con sus nombres.

Postura del rayo *Vajrasana*

`PRINCIPIANTE`

El rayo parece fácil, pero a algunas personas les cuesta mucho porque no están acostumbradas a arrodillarse. Es una buena forma de aumentar la flexibilidad de rodillas y tobillos y es una excelente postura para practicar ejercicios de brazos de yoga. El rayo fomenta sentarse erguido por lo que suele emplearse para meditar.

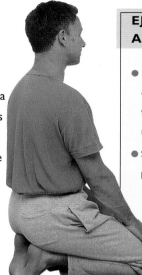

EJERCICIOS ADICIONALES

- Eleva las nalgas. Coloca los pies de modo que se apoyen sobre la base de los dedos; si fuera necesario, utiliza los dedos de las manos para colocar bien los de los pies.
- Siéntate de nuevo sobre los talones. Esta postura estira bien los pies.
- Respira cinco veces de manera regular con la columna y la cabeza erguidas. Luego regresa a la postura del rayo.

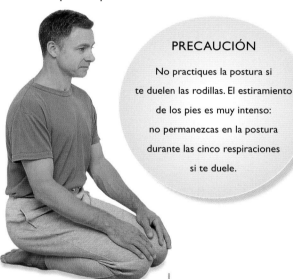

PRECAUCIÓN

No practiques la postura si te duelen las rodillas. El estiramiento de los pies es muy intenso: no permanezcas en la postura durante las cinco respiraciones si te duele.

VARIACIÓN

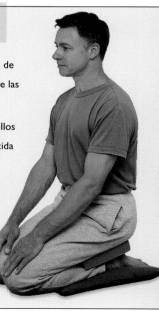

- Si tienes las rodillas o los ligamentos de la corva rígidos, coloca un cojín entre las nalgas y los talones.
- Coloca otro cojín debajo de los tobillos y pies para disminuir la presión ejercida sobre los músculos y las rodillas.
- Si no puedes apoyar el empeine en el suelo, coloca una pequeña toalla enrollada debajo de los tobillos. A medida que aumente tu flexibilidad podrás ir desenrollando la toalla gradualmente.

I Arrodíllate sobre la esterilla con los muslos y los tobillos tocándose entre sí y los dedos de los pies hacia atrás. Baja las nalgas lentamente hasta que se apoyen en los talones. Contrae la rabadilla y descansa las manos sobre las rodillas. Inhala y estira la columna hacia arriba; sube el pecho ligeramente y relaja los hombros. Mira hacia delante y respira cinco veces de manera regular.

Torsión de brazos *Garudasana*

PRINCIPIANTE

Es una postura excelente para aumentar la flexibilidad de los hombros. También ayuda a expandir el pecho, lo cual facilita la respiración. La torsión de brazos puede practicarse en cualquier postura: de pie, sentado o arrodillado. Si trabajas con ordenadores, es un estiramiento idóneo para practicarlo a intervalos durante el día, junto con la sujeción de manos de los Pasos 3 y 4 de la página 72.

1 Arrodíllate sobre la esterilla o descansa las nalgas sobre los talones, como en la postura del rayo (véase pág. anterior). Inhala y extiende los brazos hacia los lados. Exhala y rodea el pecho con los brazos de modo que el derecho pase por encima del izquierdo y las palmas de las manos descansen sobre los omóplatos.

2 Inhala y eleva los antebrazos delante de ti a la altura del pecho (el codo izquierdo por debajo del derecho). Luego gira la palma de la mano izquierda hacia la de la derecha y descansa los dedos en la misma. Exhala.

3 Inhala y eleva los codos hasta la altura de los hombros. Respira cinco veces de manera regular. Luego aparta las manos y repite el ejercicio en el otro lado, con el brazo izquierdo por encima del derecho.

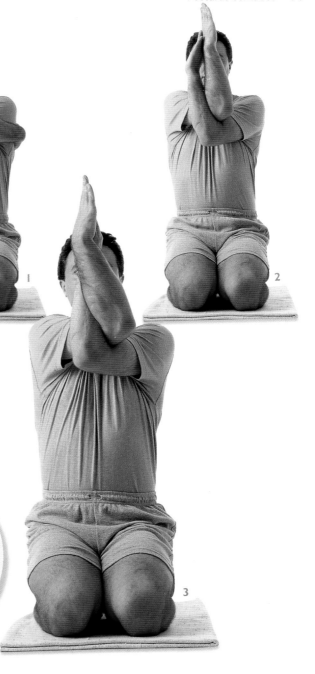

LA POSTURA PERFECTA

Mantén los hombros relajados, se estirarán mucho durante el ejercicio. Para aumentar el estiramiento basta con alejar un poco los brazos del cuerpo cada vez que inhales.

Postura de la cara de vaca *Gomukhasana*

PRINCIPIANTE

La postura de la cara de vaca es una postura relajante que estira las piernas, aumenta la flexibilidad de las caderas y alivia la rigidez de la espalda, los hombros y el cuello. Ayuda a liberar la tensión, el cansancio y la ansiedad si se practica durante diez minutos o más.

1 Siéntate sobre la esterilla con las piernas extendidas delante de ti, como en la postura del bastón (véase pág. 48). Flexiona las rodillas y luego retrasa el pie izquierdo. Ayúdate de la mano para colocarlo tan cerca como te sea posible de la zona externa de la nalga derecha. Cruza la pierna derecha por encima de la izquierda y coloca el pie cerca de la nalga izquierda. La rodilla derecha queda justo encima de la izquierda.

2 Coloca las manos en el suelo, junto a las caderas. Inhala y elévate desde las caderas. Respira cinco veces de manera regular.

3 Al inhalar, flexiona el brazo izquierdo, llévalo a la espalda y descansa los dedos sobre la columna. Exhala y, al inhalar, extiende el brazo derecho por encima de la cabeza. Exhala de nuevo y flexiona el codo para llevar la mano a la espalda, con la palma hacia dentro.

4 Al inhalar, sujétate de los dedos y acerca las manos; mantén los hombros relajados y la cabeza y el tronco erguidos. Respira cinco veces de manera regular en la postura.

Salir de la postura

Exhala y suelta las manos. Lleva las piernas a la postura del bastón y repite el ejercicio hacia el otro lado, invirtiendo la posición de piernas y brazos.

LA POSTURA PERFECTA

Mantén el tronco erguido al tirar de las manos. Tal vez te resulte más fácil entrar en la postura y realizarla de manera correcta si te sientas con la espalda apoyada en la pared.

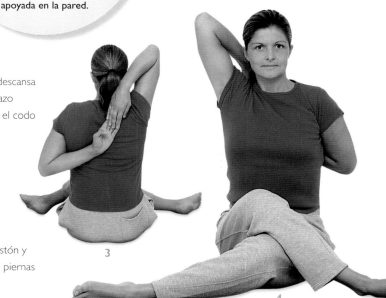

1

2

3

4

Postura del zapatero *Baddha konasana*

Esta postura se basa en la postura sentado tradicional de los zapateros indios que trabajan con las rodillas separadas y las plantas de los pies juntas. Estira bien los muslos internos y la ingle y ayuda a liberar tensión en la zona lumbar. Tonifica los órganos pélvicos y suele recomendarse para aliviar los dolores de menstruación y los problemas de vejiga.

LA POSTURA PERFECTA

Asegúrate de sujetar los pies con firmeza ya que te ayudará a estirar la columna hacia arriba.

1 Siéntate con las piernas estiradas hacia delante, como en la postura del bastón (véase pág. 48). Flexiona la rodilla derecha y lleva el pie hacia el cuerpo de modo que la cara externa de la pierna descanse en el suelo. Ayúdate con la mano para colocar el pie bien. Ahora realiza el mismo proceso con el pie izquierdo. Une los pies hasta que las plantas se toquen entre sí. Acerca los pies hacia la ingle con suavidad si te es posible.

2 Sujeta los pies cerca de los dedos con ambas manos. Inhala y estira la columna hacia arriba. Exhala, relaja la ingle y empuja con las rodillas hacia el suelo. Respira al menos cinco veces de manera regular y mira hacia delante.

Salir de la postura

Coloca las manos en el suelo a ambos lados de las caderas. Levanta primero una rodilla y luego la otra y luego extiende las piernas delante de ti para regresar a la postura del bastón.

1

2

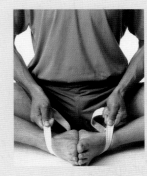

VARIACIÓN

● Si no puedes sujetar los pies sin flexionarte desde la cintura, pasa un cinturón alrededor de los pies y sujétalo con ambas manos.

● Inhala, tira del cinturón y estira la columna hacia arriba.

Postura del medio loto *Ardha padmasana*

INTERMEDIO

La postura de meditación clásica llamada «el loto» es la más conocida de las *asanas* de yoga. Es mejor aprenderla de un profesor ya que es fácil lesionarse las rodillas si se practica de manera incorrecta. El medio loto es más fácil y es una buena preparación para la postura completa ya que aumenta la flexibilidad de las caderas, las rodillas y los tobillos. Prueba la postura del medio loto sólo si te encuentras cómodo en la postura de las piernas cruzadas.

1 Siéntate con las piernas estiradas hacia delante, como en la postura del bastón (véase pág. 48). Inhala y flexiona la rodilla derecha; gira la pierna desde la cadera. Exhala y coloca el pie derecho sobre el muslo izquierdo, lo más arriba posible, con la planta hacia arriba. Inhala y coloca las manos en el suelo, junto a las caderas, con los dedos hacia atrás.

2 Exhala y relaja la ingle para que la rodilla se acerque más al suelo. Inhala y flexiona la rodilla izquierda; mete el pie debajo del muslo derecho. Asegúrate de no torcer las caderas en este momento pues deben permanecer alineadas.

3 Descansa las manos sobre las rodillas. Inhala y estira la columna hacia arriba. Mantén la cabeza erguida y mira hacia delante. Respira cinco veces de forma regular en la postura.

Salir de la postura

Inhala y lleva la pierna izquierda hacia delante. En la siguiente inhalación, aparta el pie derecho del muslo izquierdo y, al exhalar, apóyalo en el suelo. Estira la pierna derecha delante de ti y repite el ejercicio en el otro lado.

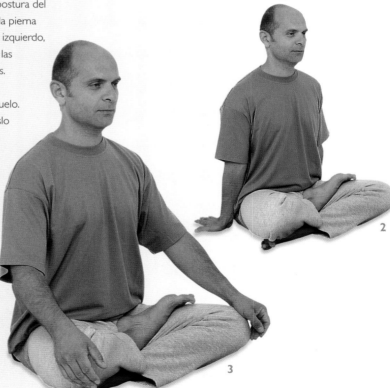

PRECAUCIÓN

Cuando coloques el pie sobre el muslo sostén el tobillo con una mano y los dedos de los pies con la otra para situarte en la posición correcta sin forzar ni lesionarte la rodilla.

Postura del gato *Bilkasana*

PRINCIPIANTE

Esta postura suave imita los gráciles movimientos de un gato que estira la columna. Es muy relajante y ayuda a respirar bien. Mejora la flexibilidad de la columna, por lo que es una buena preparación para las flexiones de espalda de la lección siguiente. La postura del gato suele recomendarse a las mujeres con la menstruación porque alivia los dolores del periodo.

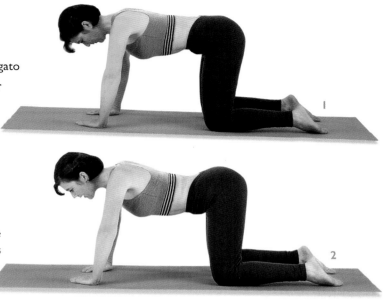

1 Arrodíllate con las nalgas apoyadas en los talones, como en la postura del rayo (véase pág. 70). Desplaza el tronco hacia delante hasta quedar a gatas. Separa las rodillas y los pies a la altura de las caderas y apoya las manos en la esterilla directamente debajo de los hombros, con los dedos hacia delante. Mantén la espalda y la cabeza erguidas y mira hacia abajo.

2 Al exhalar, arquea la espalda y deja caer la cabeza entre los brazos de modo que la barbilla se dirija hacia el pecho y mires hacia el abdomen. Mantén los brazos estirados y respira cinco veces de manera regular en la postura.

3 Al inhalar, ahueca la espalda para bajar el tronco; al mismo tiempo, eleva la cabeza un poco (sin tensar la nuca) y levanta la vista. Respira cinco veces de manera normal en la postura.

LA POSTURA PERFECTA

El gato es una buena preparación para las flexiones hacia delante y hacia atrás descritas en el siguiente capítulo. Trata de mecerte hacia los lados y hacia delante y hacia atrás en los Pasos 2 y 3 para estirar la columna.

Salir de la postura

Exhala y endereza la espalda y la cabeza. Inhala y regresa a la postura del rayo al exhalar.

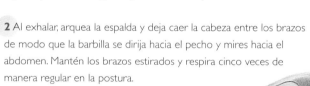

Postura de la puerta *Parighasana*

Esta postura de equilibrio es más fácil de lo que parece y estira mucho todo el lateral del cuerpo, como la postura del triángulo de pie. Masajea los órganos abdominales, afina la cintura y tonifica las piernas.

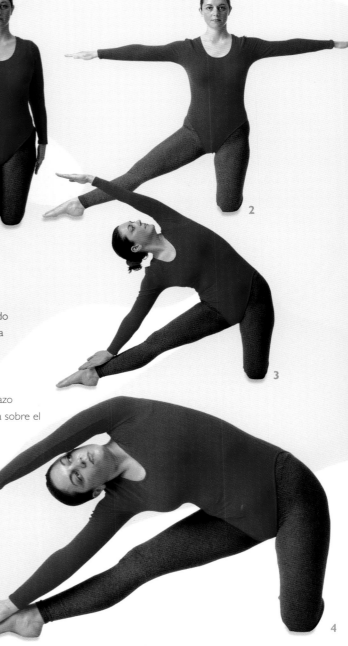

1 Arrodíllate sobre la esterilla con las rodillas y los tobillos juntos, los dedos de los pies hacia atrás y los brazos junto a los costados. Inhala, estira la columna hacia arriba y eleva el pecho ligeramente, con los hombros relajados.

2 Exhala y estira la pierna derecha hacia la derecha. Coloca el pie alineado con la rodilla izquierda, con los dedos hacia fuera. Al mismo tiempo, eleva los brazos hacia los lados hasta formar una línea recta con los hombros, con las palmas hacia abajo. Mira hacia delante.

3 Inhala y elévate desde las caderas. Al exhalar, flexiona el tronco y el brazo derecho hacia la pierna derecha y descansa el dorso de la mano derecha sobre el tobillo. Eleva el brazo izquierdo. Inhala, gira la cabeza y mira hacia arriba.

4 Exhala y flexiónate más hacia la derecha al tiempo que bajas el brazo izquierdo hasta la oreja izquierda. Baja la mano izquierda tanto como puedas; con el tiempo la palma izquierda descansará sobre la derecha. Mantén el tronco hacia delante, los hombros alineados y la cabeza mirando hacia arriba. Respira cinco veces de manera regular en la postura.

Salir de la postura

Incorpórate al inhalar y mira hacia delante. Exhala y lleva la pierna extendida a la postura arrodillada. Luego repite el ejercicio hacia el otro lado.

Postura de la barca *Navasana*
INTERMEDIO

La postura de la barca fortalece la espalda y el abdomen y contribuye a prevenir dolores de espalda. Ayuda a los órganos digestivos, incluyendo el bazo, el hígado y los intestinos. La postura de la barca también favorece el equilibrio y la concentración.

1 Siéntate en el suelo con las piernas flexionadas hacia delante y las manos junto a las caderas. Exhala e inclínate hacia atrás unos 45°, luego eleva las piernas del suelo y estíralas. Lo idóneo es que los pies estén más altos que la cabeza, pero sólo debes elevarlos mientras te sientas cómodo.

2 Durante la siguiente exhalación estira los brazos delante de ti de modo que las manos queden a ambos lados de las rodillas. Mantén la cabeza erguida y alineada con la columna y relaja el cuello y los hombros. Respira cinco veces de manera normal en la postura.

VARIACIÓN

- Si la postura te cuesta, mantén las rodillas flexionadas al elevar las piernas.
- Si te es posible, eleva los pies hasta la altura del pecho de modo que las pantorrillas queden paralelas al suelo.
- Sujétate por detrás de las rodillas para darte más fuerza.

PRECAUCIÓN
Evita la postura de la barca si tienes problemas en la región lumbar o si estás embarazada.

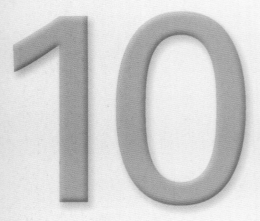

10

PREGUNTAS Y RESPUESTAS

Posturas sentados

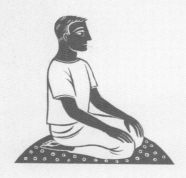

P Me duelen las rodillas en la postura de la cara de vaca; ¿existe una versión más fácil?

1

R Siéntate sobre una almohadilla de espuma o una manta doblada, lo que te elevará las nalgas y hará que te resulte más fácil colocar las piernas en la posición correcta. Si la postura de piernas te cuesta mucho, prueba la postura de los brazos en la postura del rayo o sentado en una silla. Se dice que en esta postura los brazos se parecen a las orejas de una vaca y las rodillas a los labios.

P No consigo acercar las manos en la postura de la cara de vaca; ¿qué hago?

2

R En este caso te será muy útil un cinturón de yoga o un pañuelo. Sostenlo con la mano más elevada de modo que cuelgue junto a la espalda y atrapa el otro extremo con la mano de abajo. Poco a poco, trata de que los dedos vayan subiendo por el cinturón para acercarlos.

P La rodilla se me queda muy separada del suelo en la postura del loto. ¿La hago mal?

6

R No necesariamente, pero se deduce que tienes las caderas rígidas. Asegúrate de girar la pierna desde la cadera antes de llevar el pie al muslo; es aconsejable que un profesor supervise el movimiento. Asimismo, coloca varias mantas dobladas o almohadillas de espuma debajo de la rodilla. Emplea tantas como necesites y reduce la altura de este soporte a medida que aumentes la flexibilidad.

P En la postura del medio loto, coloco un pie mucho más arriba del muslo que el otro. ¿Es normal?

7

R La mayoría de las personas son más flexibles en un lado que en el otro, ya sea en esta postura o en otras. No trates de llegar al mismo punto con el lado más rígido que con el flexible; trabaja ambos lados teniendo en cuenta tus limitaciones.

P Siento dolor cuando me arrodillo. ¿Evito la postura del gato?

3

R Si te molesta aplicar peso sobre las rodillas, coloca una manta doblada debajo para protegerlas del suelo.

P ¿Cómo acerco las rodillas al suelo en la postura del zapatero?

4

R Si tienes las caderas rígidas tardarás tiempo en conseguirlo. Es aconsejable practicar la postura cada día, incluso viendo la televisión, ya que mejorará la flexibilidad. También puedes hacer rebotar las rodillas arriba y abajo para liberar la tensión de la ingle, pero, sobre todo, necesitas paciencia.

P Mi profesor llama postura de la «mariposa» a *baddha konasana*, y no postura del «zapatero». ¿Cuál es correcta?

5

R Ambas. Algunas posturas de yoga reciben nombres distintos en sánscrito y, en ocasiones, el mismo nombre se traduce de manera diferente, por lo que es bien posible que oigas variaciones.

P ¿Por qué no puedo colocar todo el pie en el suelo en la postura de la puerta?

8

R A algunas personas les cuesta apoyar la planta del pie en el suelo. La mejor solución es colocar una manta doblada o una almohadilla de espuma debajo de la parte anterior de la planta del pie para mantener la espinilla y la rodilla hacia arriba.

P No llego al tobillo en la postura de la puerta. ¿Qué hago?

9

R En el Paso 2, apoya la mano justo debajo de la rodilla y respira cinco veces en la postura. Luego trata de flexionarte un poco más y desliza la mano hacia abajo tanto como puedas sin forzarte. Respira otras cinco veces manteniendo la postura.

P ¿Por qué me tiemblan los músculos abdominales en la postura de la barca?

10

R La postura de la barca es todo un desafío, pero el temblor sólo indica que los músculos están trabajando. Mantén la postura si puedes, pero asegúrate de respirar de manera regular; existe la tentación de contener la respiración cuando nos concentramos en mantener el equilibrio.

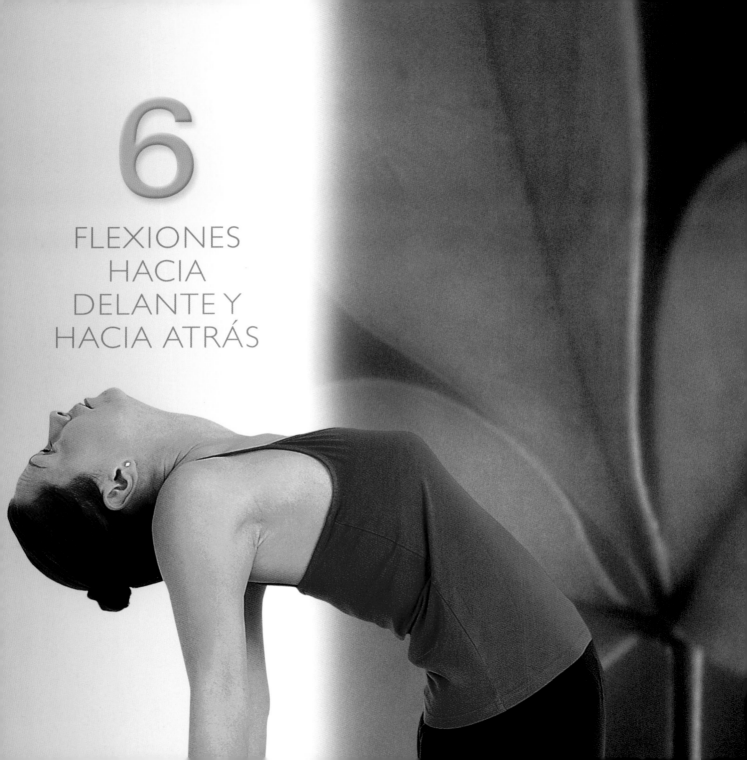

6

FLEXIONES HACIA DELANTE Y HACIA ATRÁS

Las flexiones hacia delante y hacia atrás estiran la columna en sentido opuesto y suelen practicarse juntas por cuestiones de equilibrio. Es muy importante realizar una flexión hacia delante después de practicar una hacia atrás para liberar cualquier tensión de la espalda y la columna.

P ara muchos principiantes, las flexiones hacia atrás son todo un reto. En la vida cotidiana tendemos a flexionarnos hacia delante —para recoger algo, encorvados sobre la mesa de trabajo— por lo que, al principio, flexionarse hacia atrás puede parecer raro.

Las flexiones hacia atrás aumentan la flexibilidad de la columna y ayudan a aliviar el dolor de espalda y cuello, siempre y cuando se practiquen con cuidado. También abren el pecho, lo que ayuda a respirar más hondo, vigoriza la circulación y llena de energía todo el cuerpo. Cuando el pecho se abre es posible que experimentes una sensación de ligereza y liberación a medida que la energía llega a raudales a la zona del corazón.

Las flexiones hacia delante son posturas relajantes, pero al principio resultan bastante frustrantes porque cuesta flexionarse. La clave es la paciencia y la práctica; normalmente se necesita bastante tiempo para realizar las posturas completas. Una vez familiarizado con ellas, las flexiones hacia delante resultan bastante placenteras. Ayudan a calmar el cuerpo y la mente. Una forma excelente de prepararse para dormir es realizar varias flexiones hacia delante suaves seguidas de varios minutos de relajación en la postura del cadáver. También tienen muchos beneficios físicos, desde estirar los ligamentos de la corva hasta liberar la tensión de la espalda.

Algunas personas tienen una espalda muy flexible, por lo que las flexiones hacia delante les resultan fáciles, pero la mayoría tenemos que trabajar lentamente para aumentar la flexibilidad. Recuerda colocar la pelvis de forma correcta antes de comenzar (véase pág. 29) y lleva los músculos abdominales hacia la columna para evitar lesiones en la espalda.

Puedes añadir las posturas hacia delante y hacia atrás a una secuencia de posturas sentados sencilla o a la rutina del principiante (Lección Tres). Es aconsejable comenzar con el saludo al sol (véanse págs. 44-47) ya que se practica la postura del perro (flexión hacia delante) y la postura de la cobra (flexión hacia atrás) y también hay que flexionar la columna con suavidad hacia delante y hacia atrás estando de pie. La postura del gato también es una buena preparación para las flexiones hacia delante y hacia atrás ya que ayuda a movilizar la columna.

Las posturas que estiran la columna ayudan a liberar la tensión y alivian el dolor de espalda y cuello. También fomentan la agilidad y aumentan la fortaleza y la flexibilidad.

Postura del niño *Balasana*

PRINCIPIANTE

La postura del niño es una postura segura y relajante que a casi nadie le cuesta practicar. Aumenta el riego sanguíneo hacia la cabeza y la cara, nutre la piel y también estira la espalda y la nuca, liberando la tensión y el dolor.

1 Arrodíllate sobre la esterilla y descansa las nalgas sobre los talones, como en la postura del rayo (véase pág. 70). Inhala y estira la columna hacia arriba, elevando ligeramente el pecho.

LA POSTURA PERFECTA

Debes sentirte cómodo en la postura. Si no llegas con la cabeza al suelo, apóyala en un cojín o una almohadilla de espuma.

LA POSTURA PERFECTA

Se puede realizar como postura relajante en cualquier momento de la práctica y es un buen contra-estiramiento después de las flexiones hacia atrás o la postura sobre la cabeza (véase pág. 115).

2 Exhala e inclínate hacia delante lentamente desde las caderas (no la cintura); mientras te flexionas trata de mantener la región lumbar plana en lugar de curva. Descansa el pecho sobre los muslos y la frente en el suelo. Lleva los brazos hacia atrás y déjalos descansar a lo largo del cuerpo con las palmas hacia arriba y los dorsos sobre la esterilla. Respira cinco veces, o más si te apetece, de manera regular.

Salir de la postura

Inhala e incorpórate lentamente hasta regresar a la postura del rayo.

EJERCICIOS ADICIONALES

- Para un estiramiento más intenso, estira los brazos delante de ti con las palmas de las manos hacia abajo, apoyadas en la esterilla.

- Relájate y respira cinco veces de manera regular en la postura.

Postura de la pinza *Paschimottanasana*

PRINCIPIANTE

En esta flexión hacia delante se estira todo el cuerpo, desde la nuca hasta la cara posterior de las piernas. Tonifica los órganos abdominales y aumenta la flexibilidad de las caderas y la columna. Las flexiones hacia delante relajan el corazón y el cerebro, por lo que son un buen remedio para el estrés.

PRECAUCIÓN

No practiques las flexiones hacia delante si tienes problemas en la región lumbar o si estás embarazada.

1 Siéntate en la esterilla con las piernas estiradas hacia delante como en la postura del bastón (véase pág. 48). Coloca las manos junto a las caderas con las palmas hacia abajo. Inhala y estira la columna hacia arriba, elevando el pecho ligeramente.

2 Exhala y flexiónate hacia delante desde las caderas (no la cintura). Si llegas, sujeta con las manos la parte anterior de la planta de los pies. Si no puedes, sujétate de los tobillos, las espinillas o los muslos. No curves la columna ni dejes caer la cabeza mientras flexionas el torso hacia delante.

3 Inhala y estira la columna hacia arriba. Al exhalar, intensifica la flexión y acerca el pecho a los muslos y la cara a las rodillas; con el tiempo la barbilla debería descansar sobre las espinillas. Sujeta la muñeca izquierda con la mano derecha. Respira cinco veces en la postura y, con cada exhalación, intensifica un poco más el estiramiento.

Salir de la postura

Inhala, levanta la cabeza y el pecho y mira hacia delante. Exhala y suelta las manos. Inhala y yergue el tronco de nuevo a la postura sentados.

LA POSTURA PERFECTA

Estirar la columna hacia arriba al inhalar te ayudará a adoptar la postura correcta para flexionarte desde las caderas. Tira de los pies y flexiona los codos hacia los lados al inclinarte hacia delante.

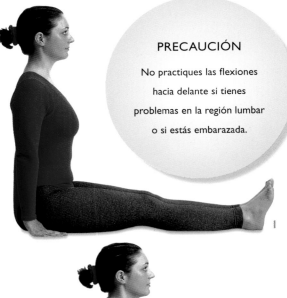

1

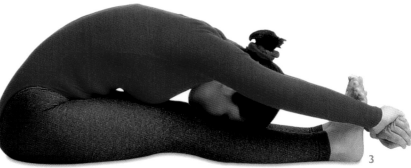

2

3

Postura de la cabeza en la rodilla

Janu sirsasana

PRINCIPIANTE

Es parecida a la postura anterior, salvo que la flexión se realiza sobre una pierna. Ayuda a ensanchar las caderas y aumenta la concentración de la postura. Como todas las flexiones hacia delante, es una postura relajante. Estira la columna, alivia la tensión y la rigidez de las piernas y tonifica los órganos abdominales, lo que facilita la digestión.

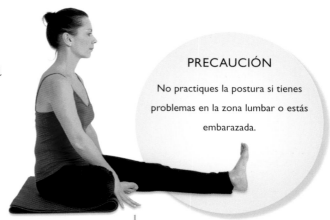

PRECAUCIÓN

No practiques la postura si tienes problemas en la zona lumbar o estás embarazada.

1 Siéntate en la esterilla con las piernas estiradas hacia delante, como en la postura del bastón (véase pág. 48). Flexiona la rodilla derecha y coloca el pie de modo que el dedo gordo presione la cara interna del muslo y el talón descanse en el perineo (la zona entre el ano y los genitales). El ángulo entre las piernas debe ser de 90° o el máximo que puedas.

2 Inhala y estira la columna hacia arriba, elevando el pecho ligeramente. Exhala y flexiona el tronco hacia delante desde las caderas, no la cintura. No curves la espalda, mantenla recta. Estira los brazos hacia delante y sujeta el pie, o el tobillo, la espinilla o la rodilla si no llegas al pie.

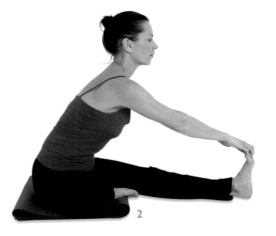

3 Inhala y estira la columna hacia arriba. Exhala, flexiona un poco más el tronco y entrelaza los dedos de las manos alrededor del pie. Acerca el pecho al muslo y la cara a la rodilla; con el tiempo la barbilla descansará sobre la espinilla. Respira cinco veces de manera regular en la postura y, al exhalar, intensifica el estiramiento un poco más.

Salir de la postura

Inhala, eleva la cabeza y el tronco y mira hacia delante. Exhala y suelta las manos. Inhala y yérguete lentamente. Extiende la pierna derecha delante de ti y repite el ejercicio con el otro lado.

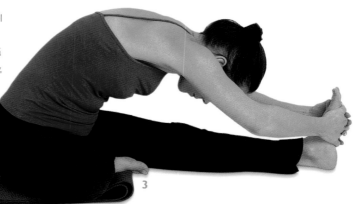

Postura de las tres extremidades

Triang mukhaikapada paschimottanasana

INTERMEDIO

Se flexiona una pierna hacia atrás con la planta del pie señalando hacia arriba. Ayuda a realinear las rodillas y las caderas y también corrige los arcos y los pies planos. Al igual que la postura anterior, también ayuda a ser más consciente de la postura.

LA POSTURA PERFECTA

Asegúrate de estar bien erguido en la postura del bastón y de que la pelvis esté en la posición correcta (véase pág. 29). Presiona los huesos de las nalgas contra el suelo antes de flexionarte. Presiona la rodilla flexionada contra la esterilla.

1 Siéntate en la esterilla con las piernas estiradas hacia delante, como en la postura del bastón (véase pág. 48). Luego flexiona la rodilla derecha y retrasa el pie hacia la cadera derecha hasta que la cara interna del talón toque la nalga derecha. Ayúdate de la mano derecha para colocarlo bien: la planta debe estar hacia arriba y los dedos hacia atrás.

2 Coloca las manos detrás de ti, con los dedos hacia delante y las palmas apoyadas en la esterilla. Presiona los huesos de las nalgas contra el suelo y los muslos entre sí. Luego inhala y estira la columna hacia arriba, levantando el pecho ligeramente. Mira hacia delante.

3 Exhala y flexiónate hacia delante desde las caderas (no la cintura). Extiende los brazos hacia el pie estirado. Entrelaza los dedos de las manos alrededor del pie o estira las manos más allá del pie y sujeta la muñeca derecha con la mano izquierda. Inhala, estira la columna hacia arriba y, al exhalar, intensifica el estiramiento. Acerca el pecho a los muslos y la cara a las rodillas sin curvar la espalda. Respira cinco veces de manera regular.

Salir de la postura

Inhala, levanta la cabeza y estira el tronco hacia delante y hacia arriba. Exhala y suelta las manos. Al inhalar, incorpórate y extiende la pierna flexionada, como en la postura del bastón. Repite el ejercicio con el otro lado.

Flexión hacia delante con las piernas separadas *Upavishta konasana*

INTERMEDIO

Tiene los mismos beneficios que otras flexiones hacia delante. Además, sentarse con las piernas separadas estira la cara interna de los muslos y la ingle, lo que estimula la circulación hacia los órganos reproductivos. El pecho se expande y contribuye a la respiración correcta.

I Siéntate con las piernas estiradas hacia delante, como en la postura del bastón (véase pág. 48). Separa las piernas, primero una y luego la otra, tanto como puedas sin forzarte. Mantén los muslos apretados contra el suelo y los dedos de los pies hacia arriba. Aparta la carne de las nalgas con las manos hacia atrás y hacia los lados de modo que los huesos de las nalgas estén en contacto con la esterilla.

2 Inhala, presiona las manos contra el suelo y estira la columna hacia arriba, elevando ligeramente el pecho. Exhala, flexiónate hacia delante desde las caderas (no la cintura) y estira los brazos hacia los pies. Si te es posible, sujeta los laterales del pie o el dedo gordo del pie con el pulgar de la mano y los dos primeros dedos; si no llegas, sujétate de las pantorrillas.

3 Inhala, tira del dedo gordo de los pies, los pies o las pantorrillas y levanta la vista. Luego exhala y flexiónate hacia delante tanto como puedas sin forzarte, ayudándote de las manos. Respira cinco veces de manera regular y, con cada exhalación, relájate más en la postura.

Salir de la postura

Inhala, eleva la cabeza y el pecho y mira hacia arriba. Exhala, suelta las manos y colócalas detrás de ti, a ambos lados de las caderas. Une las piernas de nuevo hasta adoptar la postura del bastón.

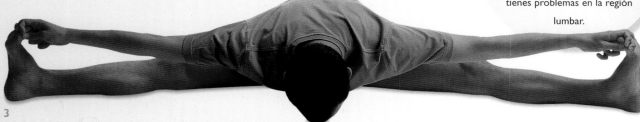

LA POSTURA PERFECTA

Siéntate sobre una almohadilla de espuma o una manta doblada para ayudarte a flexionarte hacia delante sin curvar la espalda. No practiques la postura si tienes problemas en la región lumbar.

Postura del puente *Sarvangasana setu bandha*

PRINCIPIANTE

Esta suave flexión hacia atrás es un buen contra-estiramiento para las flexiones hacia delante sentados. Abre el pecho, fortalece las piernas y estira con suavidad la columna. Es una flexión hacia atrás idónea si no has practicado mucho yoga ya que ayuda a desarrollar la concentración en la postura y el control de los músculos abdominales, lo que te permitirá practicar con seguridad flexiones hacia atrás más duras.

1 Túmbate boca arriba con los pies separados a la altura de las caderas y los brazos junto a los costados, con las palmas hacia arriba. Flexiona las rodillas y acerca los pies hacia los huesos de las nalgas. Mira hacia arriba y respira.

2 Inhala, presiona los brazos y los pies contra el suelo y eleva las caderas y el tronco de modo que los muslos queden paralelos con el suelo y te apoyes en los pies, brazos y hombros. Eleva el pecho tanto como te sea posible. Respira cinco veces de manera regular.

Salir de la postura

Exhala y baja el tronco hasta la esterilla. Descansa con las rodillas flexionadas durante varias respiraciones y luego repite la flexión de la espalda dos veces más si te encuentras bien. En el descanso final acerca las rodillas al pecho para liberar cualquier tensión de la espalda (postura de la presión sobre las rodillas, véase pág. 93).

LA POSTURA PERFECTA

Cuando te tumbes recuerda colocar la pelvis en la posición correcta (véase pág. 28). Lleva la rabadilla hacia los talones al salir de la postura. No la practiques si estás embarazada.

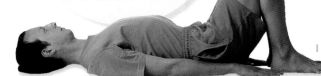

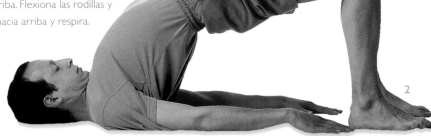

EJERCICIOS ADICIONALES

- Para intensificar la flexión de la espalda, apóyate en la parte anterior de la planta de los pies al elevarte en el Paso 2.

- Exhala y baja los talones al suelo sin perder la elevación de la espalda.

Postura de la langosta *Salabhasana*
PRINCIPIANTE

La postura de la langosta es muy intensa por lo que es importante practicar la media langosta para aumentar la flexibilidad de la columna antes de pasar a la postura completa. Estira la columna y ayuda a aliviar el dolor de espalda; los terapeutas de yoga suelen recomendarla para tratar la hernia de disco. También tonifica los músculos abdominales, las nalgas y los muslos.

1 Túmbate boca abajo sobre la esterilla con los brazos extendidos junto al cuerpo, las piernas juntas y los dedos de los pies hacia atrás. Apoya la barbilla en el suelo. Respira varias veces y relaja el cuerpo.

2 Inhala y eleva lentamente la pierna izquierda (si sientes molestias, detente y descansa en la postura del niño, véase pág. 82). Mantén los dedos de los pies hacia atrás y las caderas alineadas. Respira cinco veces de manera regular en la postura, con la barbilla en el suelo. Exhala, baja la pierna izquierda y luego repite el ejercicio con la derecha.

3 Si te sientes cómodo subiendo una pierna, prueba la postura completa. Inhala y eleva ambas piernas a la vez. Como siempre, sube cuanto puedas sin forzarte. Respira cinco veces en la postura y, al exhalar, baja las piernas al suelo.

PRECAUCIÓN

Si tienes problemas de espalda, consulta a un profesor de yoga o a un terapeuta de yoga antes de probar cualquier flexión hacia atrás. No la practiques si estás embarazada.

LA POSTURA PERFECTA

Asegúrate de mantener la barbilla en el suelo al elevar las piernas, así evitarás molestias en la nuca. Estira las piernas hacia atrás al mismo tiempo que las elevas.

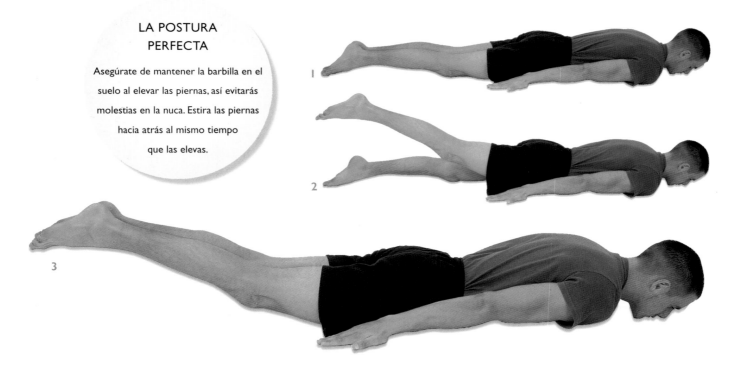

Postura de la paloma *Kapotasana*

PRINCIPIANTE

Existen muchas versiones de la postura de la paloma y la aquí descrita es apropiada para los principiantes. Estira y flexibiliza las caderas y la columna y también estira las nalgas y la cara posterior de los muslos. Al igual que todas las flexiones hacia atrás, ayuda a expandir el pecho, lo que fomenta la buena respiración y la vitalidad.

LA POSTURA PERFECTA

No te preocupes si no puedes arquear mucho la espalda; los principiantes suelen quedarse erguidos al comienzo.

I Arrodíllate a gatas. Estira la pierna izquierda hacia atrás, apoyando la espinilla y el empeine del pie en el suelo. Lleva la rodilla derecha hacia delante y pasa el pie derecho por debajo del cuerpo de modo que el talón quede junto a la cadera izquierda. Desliza un poco más hacia atrás la pierna izquierda, baja el tronco y descansa las manos y antebrazos delante de ti. Respira hondo.

2 Inhala, coloca las manos a ambos lados de la rodilla derecha y eleva la cabeza y el tronco. Estira los brazos cuanto puedas y arquea la espalda sin forzarte; mantén los hombros relajados. Respira cinco veces de manera regular en la postura y, con cada exhalación, intensifica un poco la postura.

3 Para salir de la postura, exhala y baja la cabeza y el tronco. Vuelve a colocarte a gatas y repite la postura con el otro lado, de modo que la pierna izquierda esté delante y la derecha se estire hacia atrás.

PRECAUCIÓN

Si estás embarazada, no practiques esta postura ni otras flexiones hacia atrás.

Postura de la luna creciente *Anjaneyasana*

INTERMEDIO

En esta tonificante flexión hacia atrás se forma un arco con el cuerpo. Trabaja sobre todo el sistema óseo, tonifica el abdomen y las piernas y aumenta la flexibilidad de las caderas. También estira el cuello y el pecho y, como otras posturas de equilibrio, ayuda a mejorar la capacidad de concentración.

1 Arrodíllate sobre la esterilla, con las nalgas apoyadas sobre los talones, como en la postura del rayo (véase pág. 70). Inhala, eleva las nalgas y el tronco y da un paso hacia delante con la pierna izquierda; apoya bien la planta del pie delante de ti. Exhala, flexiónate hacia delante, coloca las manos a ambos lados del pie izquierdo y extiende la pierna derecha hacia atrás de modo que descanses sobre la rodilla, la espinilla y el empeine.

2 Inhala y eleva los brazos por encima de la cabeza, uniendo las manos como en la postura de la oración. Obsérvate las manos.

3 Con la misma inhalación (o vuelve a inhalar si lo necesitas) eleva la columna hacia arriba y hacia atrás, estira los brazos hacia atrás y deja caer la cabeza para seguir mirándote las manos. Mantén el pie izquierdo completamente apoyado en el suelo con la rodilla justo por encima del tobillo. Respira cinco veces de manera regular y, con cada exhalación, intensifica un poco el estiramiento.

Salir de la postura

Exhala y yergue la espalda, la cabeza y los brazos. Con la siguiente exhalación, lleva las manos al suelo y luego descansa sobre las rodillas. Repite el ejercicio con el otro lado.

PRECAUCIÓN

No practiques la postura si estás embarazada o tienes problemas de espalda.

1

2

3

Postura del camello *Ustrasana*

INTERMEDIO

En esta postura se estiran de manera intensa los muslos y la espalda. No es difícil controlar el movimiento hacia atrás, es más seguro de lo que parece. La postura del camello abre el pecho, mejora la circulación y tonifica los hombros, la espalda y los tobillos.

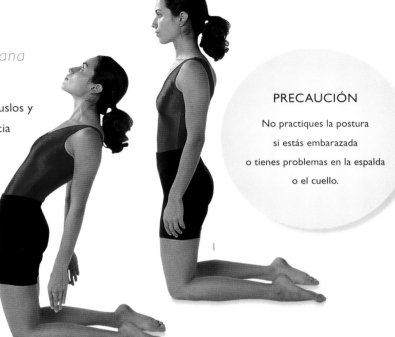

PRECAUCIÓN

No practiques la postura si estás embarazada o tienes problemas en la espalda o el cuello.

1 Arrodíllate sobre la esterilla con las rodillas separadas a la altura de las caderas y los brazos a los lados. Inhala y estira la columna hacia arriba, elevando ligeramente el pecho.

2 Exhala y arquéate hacia atrás, con la rabadilla contraída y los muslos hacia delante (imagina que están presionando contra una pared). Retrasa los brazos y mantén la cabeza alineada con la columna.

3 Continúa dejándote caer hacia atrás al exhalar. Apoya las manos en los talones, con los dedos hacia abajo; si te es posible, desliza las manos por los pies de modo que cubran las plantas de los mismos. Inclina la cabeza hacia atrás para mirar hacia el techo, pero mantén el cuello y la garganta relajados. Eleva los músculos de los muslos, con la rabadilla contraída, y sube el pecho. Respira cinco veces de manera regular en la postura.

Salir de la postura

Inhala, suelta las manos y eleva lentamente la cabeza y el tronco hasta volver a la vertical. Regresa a la postura del rayo (véase pág. 70).

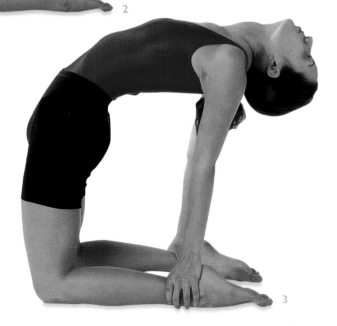

Postura del arco *Dhanurasana*

AVANZADO

Es una flexión hacia atrás intensa en la que nos estiramos hacia atrás y nos sujetamos de los tobillos tumbados boca abajo. Sólo debe practicarse cuando estemos familiarizados con las posturas más fáciles descritas en las páginas anteriores. Fortalece la espalda, tonifica los órganos abdominales y estimula la circulación.

PRECAUCIÓN

Si estás embarazada o tienes problemas de espalda no practiques la postura. Si sientes dolor en la espalda durante el ejercicio, detente, baja a la esterilla y adopta la postura del niño.

1 Túmbate boca abajo sobre la esterilla con los brazos a los lados y las piernas estiradas hacia atrás. Eleva la cabeza y, al mismo tiempo, levanta las piernas y estíralas hacia atrás, con los dedos de los pies también hacia atrás. Mira hacia delante.

2 Flexiona las rodillas y acerca los talones a las nalgas. Extiende las manos hacia atrás y sujétate los tobillos. Inhala, tira de los tobillos y eleva el pecho y los muslos del suelo.

3 Al inhalar de nuevo, levanta la cabeza un poco más para mirar hacia delante (mantén el cuello relajado). Al mismo tiempo, eleva las espinillas de forma que descanses sobre el abdomen y la pelvis. Respira cinco veces de manera regular en la postura.

Salir de la postura

Exhala y suelta los tobillos. Baja los muslos y el tronco a la esterilla y descansa durante varias respiraciones. Finalmente, adopta la postura del niño (véase pág. 82).

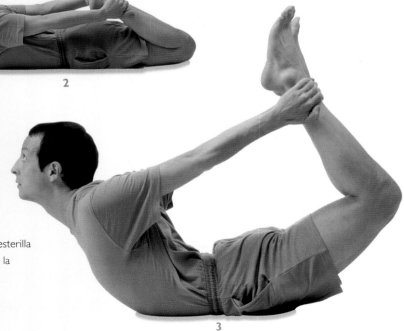

1

2

3

Postura de la presión sobre las rodillas *Pavanmuktasana*

PRINCIPIANTE

Es un buen contra-estiramiento para las flexiones hacia atrás porque ayuda a estirar los músculos de la región lumbar y a liberar la tensión de la columna. Suele realizarse después de las posturas individuales, como el puente, o después de una serie de flexiones hacia atrás. La traducción literal del nombre en sánscrito de esta *asana* es «postura que alivia el gas» ya que ayuda a expulsar gases de los intestinos y facilita la digestión.

1 Túmbate boca arriba con las rodillas flexionadas, los pies apoyados en el suelo y los brazos junto al cuerpo, con las palmas hacia abajo.

2 Exhala, eleva la pierna izquierda y acerca la rodilla al pecho. Rodea la rodilla con ambas manos. Al exhalar de nuevo, acerca un poco más la rodilla hacia ti, presiónala contra el pecho. Deshaz la postura al inhalar y repite con la otra pierna.

3 Exhala, eleva ambas piernas y sujétate de las rodillas con ambas manos. Al exhalar, acércalas al pecho. Respira diez veces de manera regular en la postura; al exhalar, intensifica ligeramente la presión de la rodilla sobre el pecho y, al inhalar, deja de presionar.

Salir de la postura

Inhala, suelta las manos y luego lleva los pies al suelo.

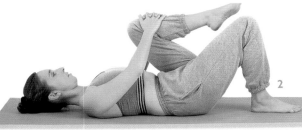

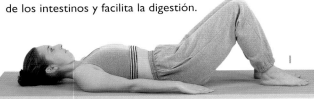

LA POSTURA PERFECTA

Balancearse suavemente de un lado a otro en la postura final ayuda a liberar la tensión de la espalda. La postura también contribuye a aliviar las punzadas dolorosas y la tensión muscular de la espalda.

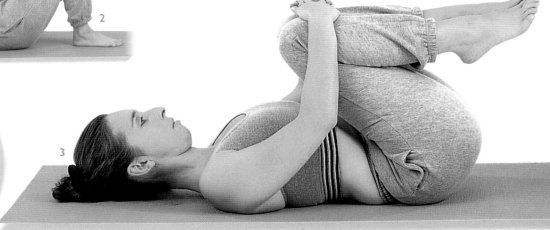

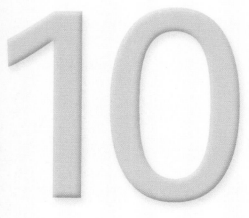

10

PREGUNTAS
Y RESPUESTAS

Flexiones hacia delante y hacia atrás

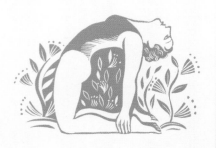

1

P ¿Cómo puedo mejorar la flexibilidad cuando practico las flexiones hacia delante?

R No puedes forzarte hacia delante sin ejercer presión sobre la espalda, así que la única respuesta es practicar. Si te sientas encima de un par de mantas dobladas o una almohadilla de espuma, te resultará más fácil mantener plana la región lumbar. Estira la columna hacia arriba y hacia delante con cada inhalación. Poco a poco conseguirás que el tronco se acerque más a las piernas.

2

P ¿Cómo puedo relajarme más en la flexión hacia delante sentado?

R Colócate un par de almohadillas de espuma o cojines duros sobre las piernas y reposa la cabeza en ellos cuando te estires hacia delante. Respira bien: concéntrate en las exhalaciones de forma que sean un poco más largas que las inhalaciones.

6

P ¿Hay alguna flexión hacia atrás fácil?

R Prueba a practicar un estiramiento hacia atrás sencillo mientras estés sentado en una silla. Siéntate erguido con los brazos a los lados, inhala y estira lentamente la columna hacia arriba. Arquea el cuello ligeramente hacia atrás y levanta la cabeza para mirar hacia arriba. No llegues hasta el punto de sentir tensión, debes tener el cuello y los hombros relajados. Exhala y vuelve a la postura original.

7

P ¿Cómo puedo levantar más las piernas en la postura de la langosta?

R No debes ir más allá del punto en que te sientas cómodo. Si ello significa que sólo levantas las piernas unos centímetros del suelo, no te fuerces. Recuerda que el yoga no consiste en luchar para conseguir una postura sino en trabajar al máximo de las capacidades de cada uno.

P ¿Cómo puedo evitar rodar hacia la pierna extendida en la postura de las tres extremidades?

3

R En esta postura es difícil mantener el tronco erguido. Presiona los huesos de las nalgas y la rodilla flexionada contra el suelo: así equilibrarás el peso y mantendrás la columna recta. Si te sientes inestable, apoya en el suelo la mano del lado de la pierna estirada.

P No consigo acercar las manos a los pies en las flexiones hacia delante, ¿qué debo hacer?

4

R Sujétate la pierna por cualquier parte a la que llegues o utiliza un cinturón o un pañuelo fino. Enróllalo alrededor del pie extendido y sujeta un extremo del cinturón con cada mano. Cuando espires y te flexiones hacia delante, tira del cinturón y baja un poco las manos, primero una y luego la otra.

P La flexión hacia delante con las piernas separadas me resulta dolorosa. ¿Hago mal la postura?

5

R Quizá no seas lo suficientemente flexible para realizar la postura completa. Es importante no llegar a sentir dolor pues podrías desgarrarte un ligamento de la corva si te fuerzas en esta postura. Una variación más fácil es separar las piernas el máximo posible y retener el aire durante el tiempo de cinco respiraciones, sin realizar la flexión hacia delante.

P Me pongo nervioso haciendo la postura del camello, ¿qué debo hacer?

8

R Muchas personas sienten temor cuando empiezan a hacer flexiones hacia atrás. Respeta tus sensaciones y practica una postura un poco más fácil: lleva los brazos por atrás de la espalda y sujétatelos justo por encima del codo con la mano contraria. Inclínate hacia atrás lentamente manteniendo la cabeza alineada con la columna. Mantén la postura sólo si resulta cómoda, incorpórate y descansa en la postura del niño (véase pág. 82).

P ¿Cómo puedo encontrarme los talones al flexionarme hacia atrás en la postura del camello?

9

R Para ello se necesita bastante práctica. Si te cuesta guiar las manos hacia los pies, llévalas hacia atrás y sujétate primero el talón derecho, luego el izquierdo. A la larga identificarás mejor la posición de los pies.

P ¿Debo incluir siempre flexiones hacia delante y hacia atrás en una sesión de yoga?

10

R No es imprescindible realizar flexiones hacia delante y hacia atrás en una sesión de yoga si es corta. Sin embargo, si haces una flexión hacia delante, tienes que complementarla siempre con una flexión hacia atrás y viceversa.

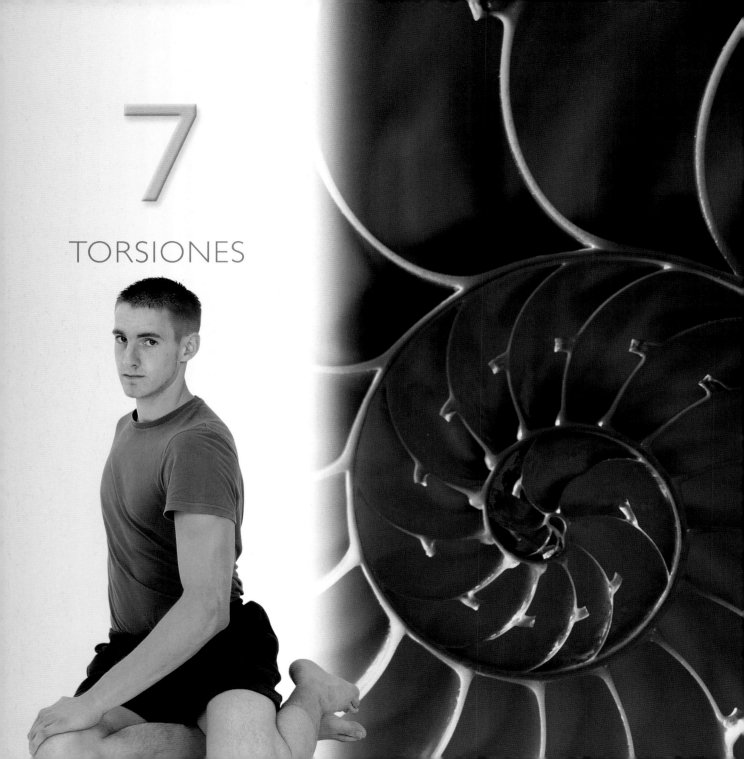

7

TORSIONES

Las torsiones son un ejercicio muy bueno para tonificar los músculos de la espalda y aliviar las tensiones de la columna. También dan un buen masaje a los órganos internos, lo cual fomenta la liberación de toxinas del organismo y ayuda a la digestión. Las torsiones son posturas sumamente tonificantes que proporcionan una verdadera sensación de liberación.

Estiran y hacen rotar la columna, aumentan el flujo sanguíneo hacia los nervios y aumentan la energía. A la mayoría de las personas las torsiones les resultan muy agradables pero es importante practicarlas con cuidado porque, si la torsión es exagerada, puede resultar dañina.

En la Lección Cuatro (véase pág. 63) se describió una torsión sencilla de pie y es recomendable familiarizarse con ella antes de probar las torsiones de esta lección. Se realizan sobre la esterilla; la mayoría son posturas sentado pero también hay una torsión tumbado que puede servir como enlace para las posturas boca abajo del siguiente capítulo.

Al igual que con las *asanas* introducidas en las lecciones anteriores, es fácil integrar las torsiones en una secuencia para principiantes, después de la postura del bastón, o incluirlas en una secuencia de posturas sentado sencilla. Al comienzo dedícate sólo a las posturas fáciles como la torsión con las piernas cruzadas y ya intentarás las posturas más avanzadas cuando hayas flexibilizado más la columna.

Las torsiones resultarán beneficiosas sólo si tienes la columna recta cuando giras, por lo que es importante asegurarte de que la pelvis está en la posición correcta y que te elevas desde las caderas antes de empezar a girar el cuerpo.

Asimismo, es muy importante que gires lentamente y de forma controlada, manteniendo la curvatura natural de la columna en la medida de lo posible. Procura no girar demasiado: al girar la columna debe notarse agradablemente estirada más que bajo presión. Es conveniente recordar exhalar lentamente a medida que giras.

Una buena torsión recorre toda la columna de forma regular, desde la base hasta el cuello. Si giras muy rápido es probable que tuerzas el cuello mucho más que la zona lumbar, por lo que no te beneficiarás al máximo de la postura y podrías provocarte alguna lesión. Mantén siempre la cabeza alineada con la columna y la nuca estirada al practicar estas torsiones. Por último, es muy importante que gires ambos lados del cuerpo, recuerda que la base del yoga es el equilibrio.

La «postura de la sirena» es una torsión bien conocida porque la pierna doblada en esta postura se parece a la cola de una sirena.

Torsión con las piernas cruzadas *Sukhasana*

Se trata de una torsión fácil para empezar, siempre y cuando te sientas cómodo con las piernas cruzadas. Las primeras veces que la pruebes es recomendable sentarse en una manta doblada o en una almohadilla de espuma para asegurarte de que tienes la columna recta cuando giras. Sin embargo, si lo prefieres no hay ningún inconveniente en no utilizar ningún soporte. Si empleas una almohadilla, colócate otra detrás para situar la mano encima de ella.

1 Siéntate con las piernas cruzadas encima de la esterilla con la pierna derecha por delante de la izquierda. Coloca las manos al lado de las caderas, con los dedos hacia delante. Inhala y estira la columna hacia arriba elevando ligeramente el pecho (véase pág. 40).

2 Exhala y gira lentamente hacia la derecha, colocando la mano izquierda justo por encima de la rodilla derecha y la mano derecha detrás de la espalda. Mantén los hombros erguidos.

3 En la siguiente exhalación, tira ligeramente de la mano izquierda y presiona la derecha en la esterilla para aumentar la torsión. Mira por encima del hombro derecho pero no gires la cabeza más de lo que lo está la columna. Respira cinco veces de forma regular en la postura.

Salir de la postura

Exhala y gira hacia delante. Cruza las piernas de la forma contraria, de manera que la izquierda cruce por encima de la derecha y repite la torsión hacia el otro lado.

PRECAUCIÓN

No debes hacer torsiones si tienes problemas de espalda.

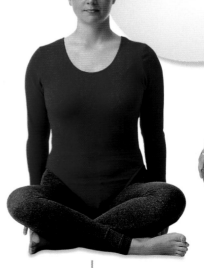

1

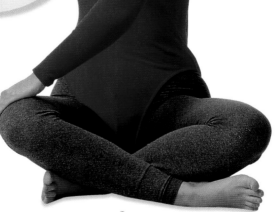

2

LA POSTURA PERFECTA

No cruces las piernas demasiado juntas porque la columna perdería la alineación. Mientras mantienes la torsión, estira la columna ligeramente hacia arriba al inhalar y disfruta de la torsión al exhalar.

Torsión sencilla *Marichyasana*

1 Siéntate en la esterilla con las piernas estiradas hacia delante, como en la postura del bastón (véase pág. 48). Coloca las manos en el suelo detrás de ti. Inhala y estira la columna hacia arriba elevando ligeramente el pecho.

2 Flexiona la rodilla derecha y desliza el pie hacia ti. Colócalo lo más cerca posible de la nalga.

3 Exhala y gira hacia la derecha al tiempo que colocas el brazo izquierdo encima de la pierna derecha. Apoya el codo izquierdo en la rodilla derecha y dobla el brazo de forma que la mano apunte hacia arriba, con la palma hacia fuera. En la siguiente exhalación, presiona la mano derecha contra el suelo y empuja con la mano izquierda o el codo para intensificar la torsión. Respira cinco veces de forma regular en la postura.

Salir de la postura

Exhala y gira hacia delante. Deja de presionar con las manos al girar hacia delante. Repite con el otro lado invirtiendo la postura de las piernas.

PRECAUCIÓN

No debes hacer esta postura
si tienes problemas
de espalda.

LA POSTURA PERFECTA

Cuando te sitúes en la posición inicial del bastón, no olvides apartar la carne de las nalgas hacia atrás y hacia los lados para que los huesos de las nalgas estén en contacto con el suelo.

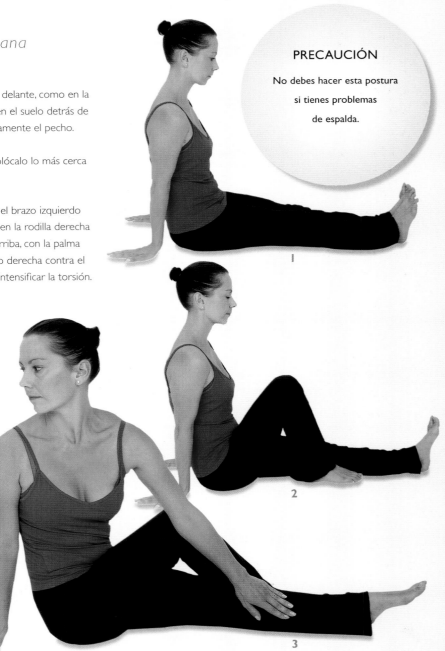

Postura de la sirena *Bharadvajasana*

El nombre en sánscrito de esta postura conmemora a Bharadvaja, un sabio de la mitología hindú. En Occidente la postura tiene varios nombres y uno de ellos es «la sirena» porque las piernas dobladas parecen la cola de una sirena. El estiramiento se produce sobre todo en la región superior y media de la columna, por lo que mejora la flexibilidad y alivia el dolor de estas zonas.

1 Siéntate con las piernas estiradas hacia delante, como en la postura del bastón (véase pág. 48). Dobla las dos rodillas y recoge los pies detrás de la cadera izquierda, apoyando el tobillo izquierdo en la planta del pie derecho. Coloca las manos encima de la esterilla a ambos lados de las caderas. Inhala y estira la columna hacia arriba elevando el pecho ligeramente.

2 Si quieres ir más allá en la postura, en la siguiente exhalación cruza el brazo derecho por detrás de la espalda y sujétate el brazo izquierdo justo por encima del codo. Al mismo tiempo, gira la mano izquierda de forma que el dorso esté en contacto con la rodilla derecha. Tira de la mano derecha y presiona con la izquierda para aumentar la torsión. Respira cinco veces de forma regular en la postura.

Salir de la postura

Exhala y gira hacia delante, deja las manos sueltas y colócalas otra vez junto a las caderas. Regresa a la postura del bastón y repite la torsión hacia el otro lado, invirtiendo la posición de los pies y de las manos.

PRECAUCIÓN

Debes evitar esta postura si sufres problemas de espalda o tienes la menstruación.

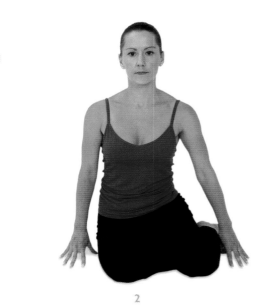

2

3

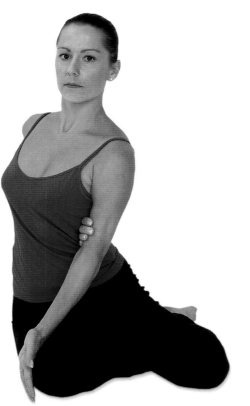

Postura del sabio *Marichyasana I*

INTERMEDIO

En la postura del sabio, la parte superior del brazo se utiliza para que el cuerpo realice una torsión más intensa. Fortifica los músculos abdominales y ayuda a afinar la cintura, así como la espalda. Se recomienda hacer esta postura sentado en una manta doblada o almohadilla de espuma porque, de lo contrario, cuesta mantener la columna recta al realizar la torsión. De todos modos, puede practicarse sin soportes.

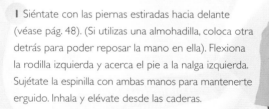

1

1 Siéntate con las piernas estiradas hacia delante (véase pág. 48). (Si utilizas una almohadilla, coloca otra detrás para poder reposar la mano en ella). Flexiona la rodilla izquierda y acerca el pie a la nalga izquierda. Sujétate la espinilla con ambas manos para mantenerte erguido. Inhala y elévate desde las caderas.

2 Exhala, coloca la mano derecha detrás de ti y lleva el brazo izquierdo hacia delante de forma que el codo presione contra la cara interior de la rodilla izquierda. Deberías tener la palma recta y hacia delante. En la exhalación siguiente, presiona la pierna y la mano derechas y empuja hacia atrás con el codo izquierdo para girar más hacia la derecha. Puedes detenerte aquí, mantener la postura durante cinco respiraciones y omitir el paso 3.

2

PRECAUCIÓN

No hagas esta postura si estás embarazada, tienes la menstruación o sufres problemas de espalda.

3

3 Si continúas, inhala y estira el brazo izquierdo desde el hombro, exhala y rodea con él la espinilla izquierda. Al mismo tiempo, estira el brazo derecho por detrás de la espalda hasta que puedas agarrarte la muñeca izquierda con la mano derecha. Gira más hacia la derecha y respira cinco veces de forma regular en la postura.

Salir de la postura

Exhala y suelta las manos. Gira hacia delante y repite la torsión hacia el otro lado, invirtiendo esta vez la posición de las piernas y las manos.

Postura del sabio inversa *Marichyasana II*

En la postura del sabio inversa, te rodeas la pierna flexionada con el brazo contrario. Somete a la columna a una buena torsión, abre los hombros y libera tensiones de las caderas. Al igual que la postura anterior, hace trabajar los músculos abdominales. Prueba esta *asana* sólo cuando estés cómodo con las torsiones sencillas descritas en esta lección.

1 Siéntate con las piernas estiradas hacia delante, como en la postura del bastón (véase pág. 48). (Si utilizas una almohadilla de espuma, coloca otra detrás para poder reposar la mano en ella.) Flexiona la pierna derecha y acerca lo más posible el pie a la nalga derecha. Sujétate la espinilla con ambas manos para ayudarte a mantenerte erguido. Inhala y elévate desde las caderas.

2 Exhala y coloca la mano derecha detrás de ti pasando el brazo izquierdo por delante de la pierna flexionada y presionando el codo contra la cara exterior de la rodilla derecha. En la exhalación siguiente, presiona el suelo con la mano derecha y gira hacia la derecha. Mantener la postura cinco respiraciones regulares.

3 Si continúas, estira el brazo izquierdo y rodea con él la pierna flexionada. Al mismo tiempo, rodéate la espalda con el brazo derecho y agárrate la muñeca izquierda con la mano derecha. Respira cinco veces de forma regular en la postura.

Salir de la postura

Exhala y suelta las manos. Gira hacia delante y repite la torsión hacia el otro lado, invirtiendo esta vez la posición de las piernas y las manos.

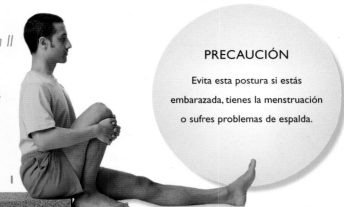

1

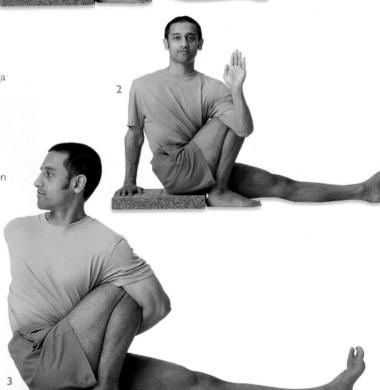

2

3

PRECAUCIÓN

Evita esta postura si estás embarazada, tienes la menstruación o sufres problemas de espalda.

Torsión tumbado *Jathara parivartanasana*

`PRINCIPIANTE`

Esta torsión se realiza tumbado boca arriba y a la mayoría de las personas le resulta fácil hacerla. Tonifica los músculos abdominales, afina la cintura y masajea los órganos internos, además de liberar la tensión de la columna. Puede utilizarse para aliviar dolores lumbares leves.

1 Túmbate boca arriba en la esterilla. Flexiona las rodillas y acerca los pies a las nalgas sin levantarlos del suelo. Estira los brazos hacia los lados con las palmas hacia arriba.

2 Inhala, presiona los hombros contra la esterilla y levanta las piernas. Acerca más las rodillas al cuerpo de forma que las pantorrillas estén en paralelo con el suelo. Mantén los hombros alineados.

3 Exhala y, controlando, baja las piernas hacia la derecha permitiendo que la nalga izquierda se levante del suelo para que la cadera izquierda quede encima de la derecha. Mantén el hombro y el brazo izquierdos bien clavados en la esterilla. Mira hacia arriba y respira cinco veces en la postura.

Salir de la postura

Inhala y levanta las rodillas hacia el pecho, bajando la nalga izquierda a la esterilla. Exhala y baja las piernas hacia la izquierda. Respira cinco veces en la postura. Para acabar, inhala y acerca las rodillas al pecho. Exhala y bájalas hasta el suelo.

LA POSTURA PERFECTA

Estira los huesos de las nalgas hacia abajo para que la pelvis se sitúe en la posición correcta.

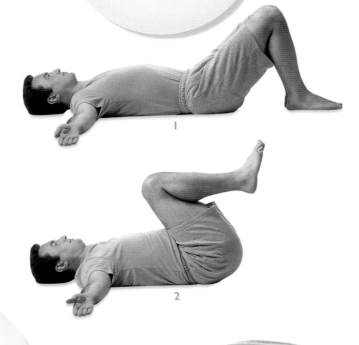

PRECAUCIÓN

Debes evitar esta postura si estás embarazada, tienes la menstruación o sufres algún problema de espalda.

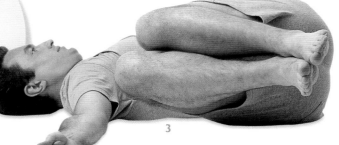

10

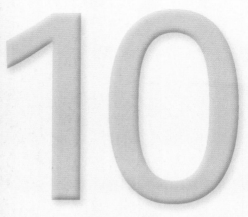

PREGUNTAS Y RESPUESTAS

Torsiones

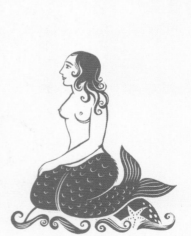

P Sólo soy capaz de hacer las torsiones por etapas, ¿es correcto? **1**

R Sí, es mucho mejor realizar una torsión lentamente que intentar coordinarla en una sola respiración. Asegúrate de estirar la columna hacia arriba con cada inhalación y de girar con cada exhalación.

P ¿Las torsiones son buenas para el dolor de espalda? **2**

R Las torsiones de yoga son un método excelente para liberar la tensión muscular de la espalda y también resultan apropiadas para aliviar los problemas de ciática leves. Sin embargo, no se recomiendan a personas con problemas de espalda graves o lesiones en la columna vertebral.

P ¿Cómo evito que se me levante la cadera al hacer la postura de la sirena? **6**

R Presionar los huesos de las nalgas hacia el suelo te ayudará a mantener las caderas rectas. Si aun así notas que una se te levanta, colócate un par de mantas dobladas o una almohadilla de espuma bajo la cadera contraria.

P ¿Por qué no consigo sujetarme la muñeca en la postura del sabio? **7**

R Quizá no estires el brazo lo suficiente. Asegúrate de que lo estiras desde el hombro antes de intentar rodearte la pierna con él. Si de todos modos sigues sin llegar a la muñeca, probablemente se deba a que te falta flexibilidad en la columna y en los hombros. Utiliza un cinturón o un pañuelo fino, agárralo con ambas manos e intenta ir uniendo los extremos.

P Al hacer una torsión me inclino hacia atrás. ¿Qué puedo hacer?

3

R A veces cuesta mantener el tronco en posición erguida al hacer una torsión. Un buen truco es realizar la postura a unos 30 cm de una pared. Cuando hayas girado, levanta la mano libre, presiónala contra la pared y utilízala para impulsar el tronco ligeramente hacia delante.

P ¿Puedo practicar torsiones fuera de la clase de yoga?

4

R Sí, es bueno hacer torsiones suaves a intervalos regulares a lo largo del día, sobre todo si trabajas encorvado frente a un ordenador o una mesa. Puedes realizar una torsión sencilla sentado en una silla: siéntate erguido con las rodillas y los pies juntos. Gira lentamente hacia la derecha colocando una mano encima de la rodilla derecha y agarrando el respaldo de la silla con la otra. Como con todas las torsiones, exhala al girar y muévete muy lentamente. No olvides practicar las torsiones hacia ambos lados.

P ¿Se recomienda practicar torsiones durante el embarazo?

5

R Puede resultar muy útil hacer algunas torsiones suaves durante el embarazo ya que ayudan a aliviar el dolor de la zona lumbar. Practica posturas fáciles como la torsión con las piernas cruzadas y la torsión de pie descrita en la Lección Cuatro. Sin embargo, es mejor preguntar a tu profesor de yoga, dado que cada mujer embarazada tiene necesidades distintas y es muy importante que eviten las posturas que compriman el abdomen, como las posturas del sabio.

P La pierna doblada se me aleja del tronco en la postura del sabio, ¿qué puedo hacer?

8

R A muchos principiantes les resulta difícil porque tienen las ingles rígidas. Cuando adelantes el brazo que rodea la pierna, utiliza la otra mano para obligar a la pierna flexionada a mantenerse en la posición correcta.

P ¿Cómo evito ladearme al hacer la torsión de la postura del sabio?

9

R Es un problema habitual. Asegúrate de estirar la columna hacia arriba antes de iniciar el giro. Luego intenta practicar la torsión por etapas, exhalando al girar e inhalando a continuación y elevándote desde las caderas antes de continuar.

P Me resulta más fácil girar la cabeza que la columna, ¿hay algún problema?

R Sí, porque es fácil girar el cuello demasiado y presionar las vértebras. Mantén siempre la cabeza alineada con la columna y gira el cuello hasta el mismo punto que la columna.

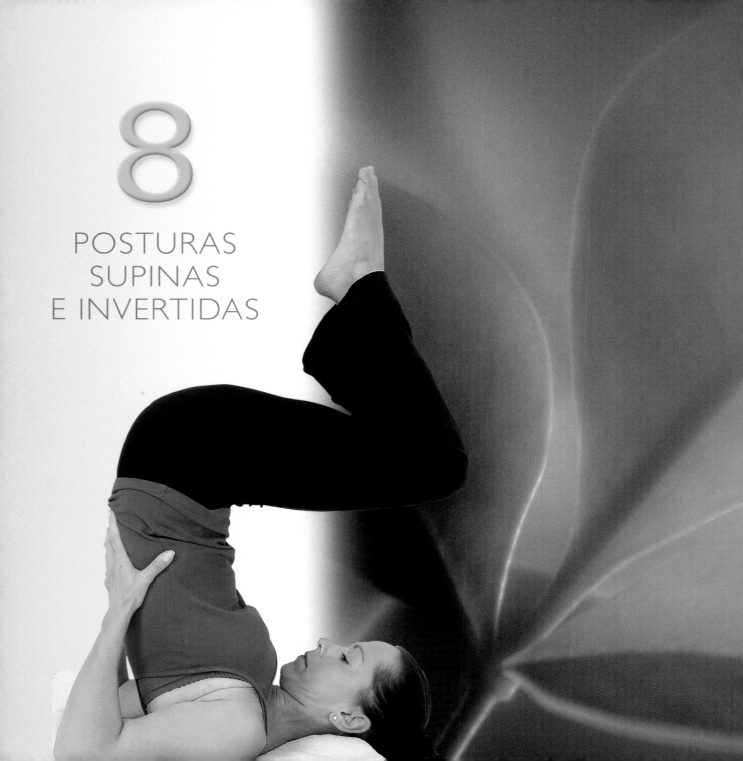

8

POSTURAS SUPINAS E INVERTIDAS

Las posturas supinas y las invertidas son recomendables para bajar el ritmo al final de la práctica de yoga. Las posturas sobre el suelo ayudan a estirar el abdomen y aumentan la flexibilidad de la columna y las caderas, mientras que las invertidas revitalizan todo el cuerpo. Tumbarse en la esterilla resulta muy relajante y ayuda a establecer una conexión profunda con el terreno que hay debajo. Sin embargo, las posturas supinas exigen una buena técnica dado que ejercen demasiada presión sobre la zona lumbar si se practican de forma incorrecta.

Es recomendable practicar la postura de la montaña tumbado (véase pág. 41) antes de empezar a practicar las posturas de esta lección. Recuerda mantener siempre la pelvis recta (véase pág. 29) y cerciórate de que estás en línea recta. Eso te ayudará a estirar las piernas de la forma correcta y reforzará los efectos relajantes de las posturas supinas más tranquilas, como la del zapatero recostado.

La mayoría de las posturas invertidas empiezan desde la postura de la montaña tumbado. Las invertidas son de las mejores posturas para mejorar el estado de salud general. Estimulan la circulación de la sangre y la linfa alrededor del cuerpo, fomentan la eliminación de toxinas y aumentan la sensación de vitalidad. Cuando estás en una postura invertida, el flujo de sangre que va al cerebro ayuda a mejorar la concentración y a despejar la mente. Por supuesto, estar cabeza abajo también proporciona una perspectiva nueva e interesante del mundo.

Las invertidas son posturas finales que se suelen practicar al término de una sesión de yoga para relajarse antes de la postura del cadáver. Lo idóneo es acabar las clases siempre así. No obstante, las invertidas no son adecuadas para todo el mundo, como mujeres embarazadas o con la menstruación y personas con problemas oculares. La postura sencilla con la pierna extendida, descrita en la secuencia para principiantes (véase pág. 49) es una buena sustituta. También es una postura adecuada si te pone nervioso estar cabeza abajo.

A muchas personas les cuesta hacer las invertidas, sobre todo la postura sobre la cabeza, que genera mucho temor. Por tanto, es mejor aprender estas posturas por etapas y lo ideal es perfeccionar la técnica con un profesor de yoga antes de pasar a las posturas finales.

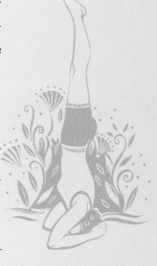

Las posturas recostados, como la del zapatero invertida, son muy relajantes mientras que las posturas invertidas son una manera tonificante de acabar la práctica del yoga.

Estiramiento de pierna I y II *Supta padangusthasana I y II*

INTERMEDIO

Estos estiramientos fortalecen las piernas, estiran los ligamentos de la corva y favorecen la buena circulación de la parte inferior del cuerpo. Mejoran la flexibilidad de las caderas y la zona pélvica y pueden servir para aliviar los calambres menstruales.

PRECAUCIÓN

Debes evitar estas posturas si estás embarazada o si sientes tensión en la región lumbar.

1

2

3

1 Túmbate boca arriba con las piernas flexionadas, los pies apoyados en el suelo y los brazos a los lados. Asegúrate de que estás recto. Levanta las caderas del suelo y estira los huesos de las nalgas hacia los talones, metiendo la rabadilla para que la pelvis adopte la posición correcta y aplane la región lumbar. Estira las piernas lentamente.

2 Levanta la rodilla derecha y acércatela al pecho. Agárrate el dedo gordo del pie con el pulgar y los dos primeros dedos de la mano derecha. Coloca la mano izquierda encima del muslo izquierdo.

3 Inhala y levanta la pierna derecha bien estirada hasta que forme un ángulo recto en el suelo. Si puedes, acerca más la pierna a la cabeza. Presiona la cadera izquierda con la mano para que se mantenga recta. Respira cinco veces de forma regular en la postura. Exhala, suéltate el dedo del pie y baja la pierna flexionada al suelo. Repite con el otro lado.

4 Ahora flexiona de nuevo la pierna derecha y sujétate el dedo gordo del pie con los dedos y el pulgar. Coloca la mano izquierda encima de la pierna izquierda y presiona hacia abajo. Exhala, gira la pierna derecha desde la cadera y bájala hacia la derecha, manteniéndola bien estirada mientras la acercas al suelo. Respira cinco veces de forma regular en la postura. Para soltarla, inhala y levanta la pierna, exhala a continuación y estírala hacia abajo. Repite con el otro lado.

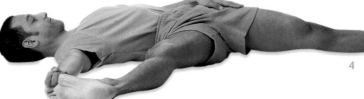

4

Postura del zapatero recostado *Supta baddha konasana*

Postura recostada muy relajante. Al igual que el zapatero sentado, ofrece un buen estiramiento de la ingle, aumenta la flexibilidad de las caderas, favorece la buena circulación en la zona pélvica y tonifica los músculos de las piernas.

1 Siéntate en la esterilla con las piernas estiradas hacia delante, como en la postura del bastón (véase pág. 48). Flexiona las rodillas y acerca las plantas de los pies a la ingle al máximo, con las rodillas abiertas hacia los lados. Coloca las manos detrás de ti y relaja la ingle para que las rodillas se acerquen más al suelo. Inhala y estira la columna hacia arriba, elevando el pecho ligeramente: ésta es la postura del zapatero sentado.

2 Exhala y baja lentamente el tronco hacia el suelo, apoyando los antebrazos y los codos en la esterilla.

3 En la siguiente exhalación, sigue bajando el tronco hasta que la cabeza repose en la esterilla, haz respiraciones adicionales si es necesario. Inhala y estira los brazos por encima de la cabeza, apoyando el dorso de las manos en el suelo. Respira entre cinco y diez veces de forma regular en la postura.

Salir de la postura

Lleva los brazos a los lados, inhala e incorpórate lentamente, haciendo presión con los antebrazos. Descansa en la posición del zapatero sentado durante varias respiraciones, levanta las rodillas de una en una antes de estirar las piernas hacia delante.

LA POSTURA PERFECTA

Ésta es una buena postura de recuperación para las mujeres que sufren dolores menstruales. Puedes mantener la postura durante diez minutos o más. Pero evítala si estás embarazada o sufres dolores en la zona lumbar.

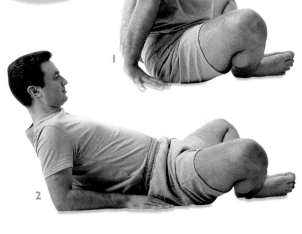

Postura del héroe recostado *Supta virasana*
INTERMEDIO

Esta postura estira la parte delantera del cuerpo, incluidos los muslos. Alivia las piernas cansadas y doloridas por lo que es una buena postura si estás de pie todo el día o si eres deportista y tienes los músculos de los muslos tensos. La postura del héroe es similar a la del rayo (véase pág. 70) pero la diferencia estriba en que en esta postura te sientas entre los talones en vez de encima de ellos.

1 Arrodíllate en el suelo con los muslos y las rodillas juntos y los pies separados al lado de las caderas, con los dedos de los pies hacia atrás. Siéntate entre los talones y coloca las palmas de las manos en las plantas de los pies, con los dedos hacia abajo. Inhala y estira la columna hacia arriba elevando el pecho ligeramente.

2 Exhala y baja el tronco lentamente hacia el suelo, girando las manos de forma que los antebrazos y los codos estén apoyados en la esterilla.

3 En la siguiente exhalación, sigue descendiendo hacia el suelo hasta que la cabeza repose en la esterilla, haz más respiraciones si es necesario. Inhala y estira los brazos por encima de la cabeza, apoyando el dorso de las manos en la esterilla. Respira entre cinco y diez veces de forma regular en la postura.

Salir de la postura
Exhala, coloca los brazos en los costados y apoya otra vez las palmas en las plantas de los pies. En la siguiente inhalación, eleva lentamente el tronco, presionando los antebrazos contra el suelo. Regresa a la postura del héroe y haz más respiraciones si es necesario.

PRECAUCIÓN
No debes realizar esta postura si sufres dolores en la región lumbar o estás embarazada.

LA POSTURA PERFECTA
Si ves que las rodillas se te empiezan a levantar al recostarte hacia atrás, tendrás que sentarte en una almohadilla o manta doblada colocada entre los talones.

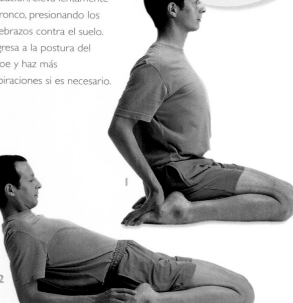

Postura del arado *Halasana*

`INTERMEDIO`

El arado mejora la flexibilidad de la columna y libera tensiones de los hombros. Expande el pecho, fomenta la buena respiración y mejora la circulación. Como todas las invertidas, es una postura tranquila que relaja el cerebro y el corazón. Es una buena postura preparatoria para la postura sobre los hombros.

1 Túmbate boca arriba con las piernas estiradas, los pies en paralelo y los brazos a los lados, como en el paso 1 de la pág. 41. Flexiona las rodillas y acerca los pies a las nalgas, con las plantas bien apoyadas en la esterilla.

2 Inhala, presiona los brazos contra la esterilla y levanta lentamente las piernas y las caderas. Flexiona los codos y sujétate las caderas para que se acerquen a los hombros. A continuación, coloca las manos un poco más arriba en la espalda, a ambos lados de la columna para que te sirvan de apoyo. Mantén los codos lo más juntos posible. Ésta es la postura de medio apoyo sobre los hombros.

3 Exhala y baja los pies hasta el suelo que tienes detrás estirando las piernas al hacerlo. Si puedes, aléjate del cuerpo con las puntas de los dedos para estirar las piernas todavía más. Mantén las caderas por encima de los hombros y no muevas la cabeza ni el cuello. Respira cinco veces de forma regular en la postura.

Salir de la postura

Inhala y sitúa las piernas en la postura de medio apoyo sobre los hombros con las rodillas flexionadas. Exhala y baja el tronco lentamente hasta el suelo con un movimiento muy suave.

PRECAUCIÓN

No muevas la cabeza ni el cuello en esta postura. Evita la postura si tienes la menstruación o estás embarazada, o si tienes algún problema en el cuello o en la parte superior de la espalda.

1

LA POSTURA PERFECTA

Reposa los hombros y la parte superior del tronco encima de dos o tres mantas dobladas para proteger el cuello de posibles lesiones.

2

3

Postura sobre los hombros *Sarvangasana*

INTERMEDIO

Postura relajante que ayuda a despejar la mente y a descansar el corazón. Presionar la barbilla contra el pecho estimula la glándula tiroidea, lo cual ayuda a equilibrar los sistemas digestivo, reproductivo, nervioso y endocrino. La postura también tonifica el abdomen y las piernas y alivia las varices.

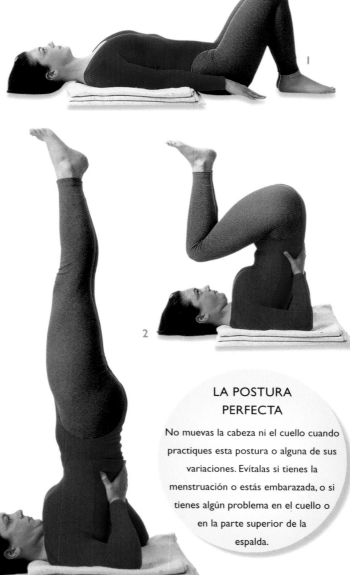

1 Túmbate boca arriba con las piernas estiradas, los pies en paralelo y los brazos a los lados, como en el paso 1 de la postura de la montaña tumbado (véase pág. 41). Flexiona las rodillas y acerca los pies al abdomen con las plantas bien apoyadas en la esterilla.

2 Inhala, presiona los brazos contra la esterilla y levanta los pies y las caderas lentamente. Sujétate las caderas con las manos para ayudarte a estar erguido, de forma que las caderas queden justo por encima de los hombros. Sitúa las manos más arriba en la espalda, a ambos lados de la columna, para que te sirvan de apoyo. Mantén los codos lo más juntos posible. Ésta es la postura de medio apoyo sobre los hombros.

3 Con las piernas juntas, estíralas lentamente hasta que los pies estén directamente por encima de los hombros. Acerca el pecho a la barbilla para enderezar el cuerpo, no muevas la cabeza. Respira entre diez y veinte veces de forma regular en la postura, estirando las piernas y la columna hacia arriba.

Salir de la postura

Exhala, flexiona las rodillas y bájalas de nuevo hacia la cabeza. Coloca los brazos estirados en el suelo lejos del cuerpo y ve bajando lentamente, vértebra por vértebra, hasta que estés tumbado totalmente en la esterilla.

LA POSTURA PERFECTA

No muevas la cabeza ni el cuello cuando practiques esta postura o alguna de sus variaciones. Evítalas si tienes la menstruación o estás embarazada, o si tienes algún problema en el cuello o en la parte superior de la espalda.

Variaciones de la postura sobre los hombros *Variaciones de Sarvangasana*

AVANZADO

Se practican después de la postura sobre los hombros, pero no las hagas hasta que te sientas cómodo con esta postura y con la del arado. Hacen trabajar las caderas y las piernas, y ayudan a despejar la mente y mejorar la concentración. Descansa en la postura sobre los hombros entre cada variación.

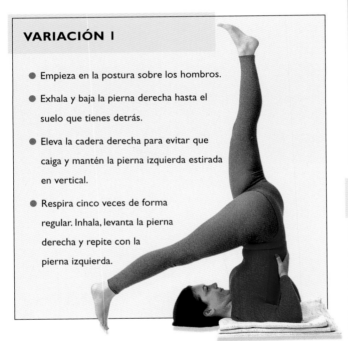

VARIACIÓN 1

- Empieza en la postura sobre los hombros.
- Exhala y baja la pierna derecha hasta el suelo que tienes detrás.
- Eleva la cadera derecha para evitar que caiga y mantén la pierna izquierda estirada en vertical.
- Respira cinco veces de forma regular. Inhala, levanta la pierna derecha y repite con la pierna izquierda.

VARIACIÓN 2

- Partiendo de la postura sobre los hombros, gira la pierna derecha desde la cadera y bájala en diagonal hasta el suelo, apoya los dedos del pie en la esterilla alineados con el hombro derecho.
- Levanta la cadera derecha para que esté alineada con la izquierda. Respira cinco veces de forma regular.
- Inhala, levanta la pierna derecha y repite la postura con la izquierda.

VARIACIÓN 3

- Partiendo de la postura sobre los hombros, exhala y baja ambas piernas hasta el suelo que tienes detrás, con los pies juntos, como en la postura del arado.
- Separa las piernas al máximo, estira los brazos hacia atrás y sujétate los dedos gordos de los pies con los dos primeros dedos y el pulgar de cada mano.
- Respira cinco veces manteniendo la espalda recta y las piernas activas.

Salir de las posturas

Vuelve a apoyar las manos en la espalda (si es que no las tienes ya ahí) y junta los pies. Inhala, flexiona las piernas y levántalas hasta la postura de medio apoyo sobre los hombros. Exhala, estira los brazos en el suelo y baja el tronco lentamente, vértebra a vértebra, sobre la esterilla. Estira las piernas.

Postura del pez *Matsyasana*

`PRINCIPIANTE`

En esta postura, la parte superior del cuerpo se arquea hacia atrás. Es una buena contra-postura del apoyo sobre los hombros y debería practicarse justo después. Libera tensiones de hombros y cuello y ayuda a profundizar la respiración.

1 Túmbate boca arriba con las piernas estiradas y los pies juntos. Coloca los brazos a los lados, con las palmas hacia abajo. Levanta la cabeza para comprobar que estás en línea recta y vuélvela a bajar a la esterilla. Es el paso 1 de la postura de la montaña tumbado.

2 Inhala, presiona el suelo con las palmas y los antebrazos y levanta la parte superior del cuerpo. Eleva el pecho y mantén la cabeza alineada con la columna.

3 Exhala e inclina la cabeza hacia atrás hasta que la coronilla esté en contacto con el suelo. Ten la precaución de no tensar el cuello ni la garganta al hacerlo. Respira cinco veces de forma regular en la postura.

Salir de la postura

Inhala y levanta la cabeza. Exhala y baja lentamente la parte superior del cuerpo hasta el suelo. En este punto ya puedes pasar directamente a la relajación (la postura del cadáver, véase pág. 31).

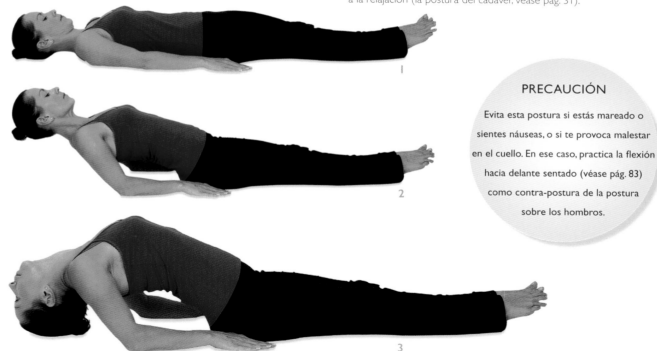

PRECAUCIÓN

Evita esta postura si estás mareado o sientes náuseas, o si te provoca malestar en el cuello. En ese caso, practica la flexión hacia delante sentado (véase pág. 83) como contra-postura de la postura sobre los hombros.

Postura sobre la cabeza *Sirasana*
AVANZADO

Conocida como el «rey de las *asanas*», esta postura es beneficiosa
para todo el cuerpo y ayuda a desarrollar la desenvoltura. Relaja
el corazón y tonifica el cerebro, lo cual mejora la concentración.
También tonifica los brazos y las piernas y fortalece la columna.
Practica contra una pared para apoyarte y aprenderla por etapas.

1 Arrodíllate con las nalgas encima de los talones, como en la
postura del rayo (véase pág. 70). Desplaza el tronco hacia delante
y apoya los codos en la esterilla. Fija los brazos justo por encima del
codo. Desplaza las manos hacia delante para apoyarlas en la esterilla y
entrelaza los dedos: ésta es la base de la postura sobre la cabeza.

2 Apoya la coronilla en el suelo, reposando la parte posterior de la
cabeza contra las palmas. Exhala, haz presión con los antebrazos y levanta
las caderas. Apóyate en los dedos de los pies y da pasitos hacia la cara
para ir enderezando la espalda, tirando de los músculos de los muslos
y de las rótulas. Éste es el paso previo a la postura sobre la cabeza.

3 Continúa acercando los pies hasta que las nalgas estén
directamente por encima de la cabeza. Inhala y levanta los pies del
suelo. Flexiona las rodillas y acerca los talones a las nalgas. Sigue
estirando la columna.

4 Inhala y estira las piernas lentamente, presionando los antebrazos
contra la esterilla. Apunta hacia arriba con los dedos de los pies y
mantén la postura durante diez respiraciones. Soporta el peso con los
antebrazos, no con la cabeza.

Salir de la postura
Exhala y flexiona las piernas antes de bajarlas al suelo. Siéntate sobre
los talones y descansa en la postura del niño (véase pág. 82) durante
veinte respiraciones.

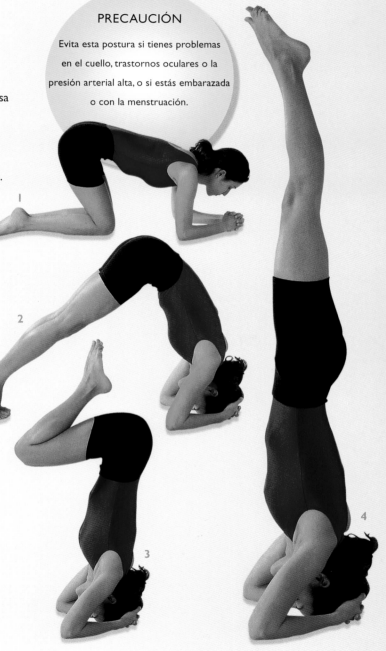

PRECAUCIÓN

Evita esta postura si tienes problemas
en el cuello, trastornos oculares o la
presión arterial alta, o si estás embarazada
o con la menstruación.

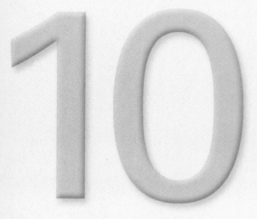

10

PREGUNTAS Y RESPUESTAS

Posturas supinas e invertidas

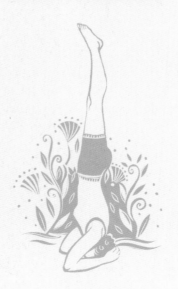

P No llego al dedo gordo del pie sin flexionar la pierna. ¿Puedo hacer de todos modos los estiramientos de pierna?

R La mejor manera de superar este problema es utilizar un cinturón o un pañuelo. Colócatelo alrededor de la planta del pie y sujeta ambos extremos con una mano.

1

P ¿Cómo evito que la pierna estirada se me desplace hacia el lado en los estiramientos de pierna?

R Asegúrate de que la pierna esté bien estirada y apoyada de lleno en la esterilla antes de enderezar la pierna flexionada, entonces presiónatela con la mano para mantener las caderas rectas. Otra opción es realizar la postura con las plantas de los pies contra una pared. Presiona el talón estirado contra la pared para mantener la pierna recta.

2

P ¿Hay alguna forma fácil de bajar los pies al suelo en la postura del arado?

R Si no estás cómodo bajando los pies directamente, utiliza una silla resistente para ayudarte. Coloca la silla con el respaldo contra la pared y sitúate delante, a un poco más de un brazo de distancia. En el paso 3 baja las piernas hasta la silla en vez de hasta el suelo.

6

P Soy incapaz de levantarme de la postura sobre los hombros sin tambalearme. ¿Qué debo hacer?

R Detente en el paso 2, la media postura sobre los hombros, y aumenta el tiempo que pasas en esta postura hasta las diez respiraciones. Concéntrate en acercar el pecho a la barbilla para mantener la espalda recta. Cuando te sientas cómodo en esta postura, puedes pasar a la postura sobre los hombros completa, pero recuerda que no hay prisa.

7

P ¿Cómo consigo llegar con la pierna hasta el suelo cuando la bajo lateralmente?

3

R Si no tienes la flexibilidad suficiente para bajar la pierna hasta el suelo, coloca un par de almohadillas de espuma o guías de teléfono a tu lado. Baja la pierna hasta las mismas y respira.

P ¿Cuál es la mejor forma de levantarse con seguridad de una postura supina?

4

R Gira el cuerpo hacia un lado y pon la mano en el suelo para ayudarte a incorporarte lentamente.

P Me duelen las caderas en la postura del zapatero recostado, ¿es normal?

5

R Si tienes las caderas rígidas, es posible que te duelan en la postura y no aproveches sus efectos relajantes. Colócate un cojín o almohadilla de espuma bajo cada rodilla para reducir el malestar.

P Me entra pánico cuando intento hacer la postura sobre la cabeza, ¿es normal?

8

R A ciertas personas les asusta hacer el pino porque no están familiarizadas con la postura. Es mejor abordar la postura por etapas, practica el paso previo a la postura sobre la cabeza hasta que te sientas cómodo en él, ya sean semanas o meses. No olvides practicarla contra la pared porque te ayudará a estar alineado y evitarás tener miedo de caerte. Pide a un profesor que te aconseje sobre la técnica más adecuada para ti y así irás teniendo más confianza.

P ¿Cómo puedo evitar que me duela la cabeza en la postura sobre la cabeza?

9

R Si te duele la cabeza es porque aplicas demasiada presión en ella y podrías lesionarte el cuello. Te irá bien realizar la postura encima de una manta doblada. Sin embargo, lo más importante es aguantar casi todo el peso con los antebrazos y las manos, la cabeza sólo debería ser un punto de equilibrio menor. Si sigues sintiendo malestar, verifica tu técnica con un profesor de yoga.

P ¿Por qué tengo que hacer la postura del niño después de la postura sobre la cabeza?

10

R La postura del niño es muy relajante y ayuda a normalizar la circulación después de la inversión. También ofrece un buen contra-estiramiento para la columna.

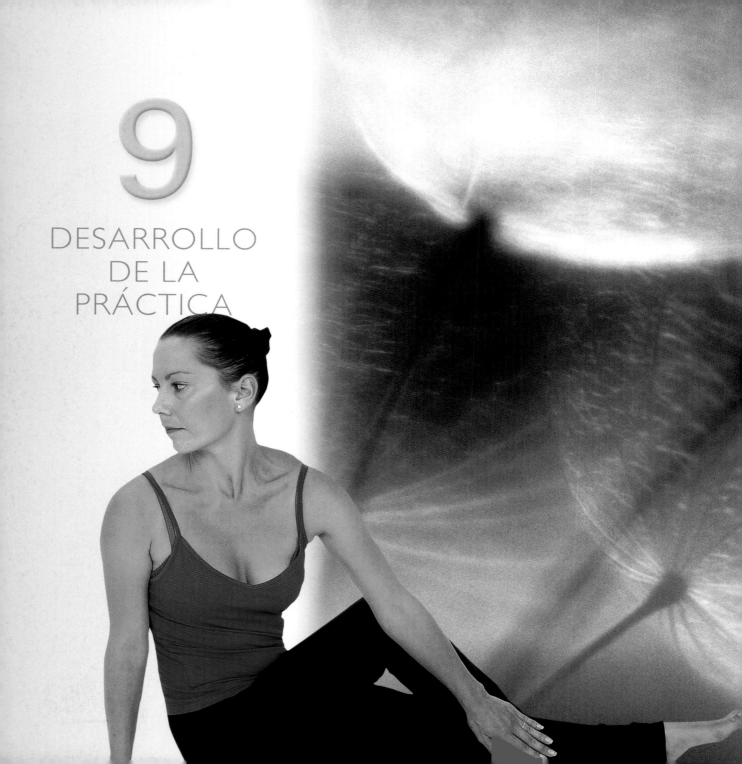

9
DESARROLLO
DE LA
PRÁCTICA

Hay muchas formas distintas de practicar yoga. Algunas personas hacen la misma rutina cada vez, mientras que otras prefieren realizar distintas posturas según su estado de ánimo y situación. En general, es buena idea variar la rutina porque ayuda a mantener vivo el interés en la práctica y la mente centrada.

No tienes por qué hacer las posturas exactamente en el orden en que se describen en este libro. De hecho, a veces es maravilloso sentarse en la esterilla y practicar las posturas que te vengan a la cabeza. La única regla es que siempre debes hacer las posturas asimétricas con ambos lados del cuerpo, que debes equilibrar las flexiones hacia delante con las flexiones hacia atrás y que debes terminar con un período de relajación. Ten aspiraciones modestas y no intentes incluir demasiadas posturas nuevas a la vez. Recuerda que el yoga exige que reconozcas y trabajes tus limitaciones, y es importante que no agotes tu interés o tus fuerzas yendo demasiado lejos. Trátate bien.

Por otro lado, sé consciente de la tendencia a evitar posturas que te cuestan o que te desagradan. Quizá sean precisamente las posturas que tu cuerpo más necesita. Si una postura te cuesta, intenta practicar una variación más sencilla o una postura similar que tenga los mismos beneficios. No es necesario que hagas la postura entera de una vez, en muchos casos puedes aprender la postura por etapas.

En el yoga se suele hablar de trabajar hasta los límites de cada uno. Esto significa hacer las posturas aprovechando al máximo la capacidad de cada uno, sea cual sea, sin causar tensiones ni dolor en el cuerpo. La capacidad máxima variará según el día, a veces te sentirás fuerte y lleno de energía y en otros momentos estarás débil, estresado o cansado. Aprender a reconocer cómo te sientes y adaptar la práctica a tu situación te ayudará a sacar el máximo provecho del yoga. Asimismo, es positivo incluirlo en tu vida diaria.

Obtendrás las máximas ventajas del yoga si lo practicas con regularidad. En esta lección te presentamos algunos consejos para que te mantengas motivado, así como algunas sugerencias de rutinas que satisfacen distintas necesidades y circunstancias. Van desde series de posturas suaves para el dolor de espalda a rutinas matutinas vigorizantes, pasando por yoga para atletas.

Sé comprensivo contigo mismo cuando empieces la práctica del yoga y no te fuerces demasiado. Puedes ir aprendiendo las posturas más difíciles por etapas.

Motivación

Aunque las clases de yoga son una forma excelente de aprender yoga, todos los profesores insisten en la importancia de practicar en casa. Sin embargo, a pesar de que el yoga nos hace sentir muy bien, suele costar practicarlo con regularidad. Incluso a los practicantes experimentados les cuesta reanudar una rutina cuando lo dejan durante un tiempo.

Derecha Para motivarte, intenta considerar la práctica del yoga como un elemento central de la rutina diaria, en vez de un añadido de tus otras actividades.

En parte el problema se debe a que hay que practicar el yoga solo. Cuando no hay nadie que te diga cuándo hacerlo o qué posturas debes practicar hay que motivarse para situarse sobre la esterilla.

La mejor forma de concebir el yoga es considerándolo un elemento central de la vida diaria. Evita pensar en él como algo adicional a todas tus otras actividades, o sólo si un día tienes media hora libre. Intenta destinar un momento del día para realizar la práctica y respétalo, aunque implique hacer cambios en tu horario, por ejemplo, levantarte un poco antes o reducir tus compromisos sociales.

Te resultará más fácil si no eres demasiado estricto con respecto a qué posturas hacer. No te plantees un objetivo demasiado exigente como, por ejemplo, veinte posturas o seis rondas de saludos al sol cuando estés cansado. De ese modo no harás más que alimentar la parte de ti que prefiere tumbarse en el sofá o ver la tele. Recuerda que lo más importante es situarte en la esterilla, por corta o aparentemente fácil que te parezca la práctica.

Si notas que te sientes reacio, intenta empezar la sesión descansando en la postura del cadáver, el niño o la fácil (con las piernas cruzadas). Así tendrás la oportunidad de ponerte en contacto con tu interior, ver cómo te sientes y decidir qué tipo de sesión de yoga vas a realizar. No temas realizar una rutina fácil o sólo unas cuantas posturas relajantes si es lo que te pide el cuerpo en un momento determinado.

Recuerda que el yoga te hace sentir bien. Si lo practicas con regularidad, los beneficios para tu salud y tu actitud compensarán con creces el esfuerzo y el tiempo que le dedicas.

En cuanto encuentres una buena rutina para la práctica del yoga, te resultará mucho más fácil situarte en la esterilla.

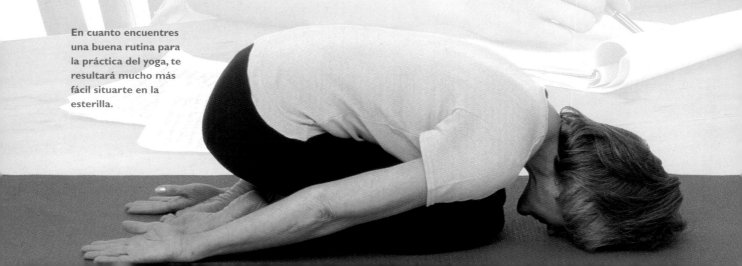

SITUARSE EN LA ESTERILLA

Si te cuesta encontrar el momento de practicar yoga porque estás muy ocupado, estos consejos quizá te ayuden:

- Si tienes familia, prueba a practicar yoga a primera hora de la mañana mientras los demás duermen.

- Si quieres practicar por la mañana, asegúrate de que el espacio destinado para ello está limpio, ordenado y con la esterilla preparada antes de acostarte. Reduce la cantidad de tiempo que tienes que dedicar a prepararte escogiendo y preparando también la ropa para la práctica.

- Busca una sala tranquila en el trabajo donde practicar a la hora del almuerzo.

- Lleva un diario del yoga: escribe la fecha y la hora en que practicas, qué *asanas* has hecho y cómo te has sentido. Así podrás hacer un seguimiento de tus progresos y observar los beneficios te ayudará a motivarte.

- Si tienes una lista de «cosas por hacer», añade el yoga y márcalo cuando lo hayas hecho. Colócalo en uno de los primeros puestos de la lista para recordarte que es importante para ti.

- Si te resulta imposible motivarte solo, búscate un amigo para practicar juntos. Si es factible, elige a alguien que tenga un nivel parecido al tuyo.

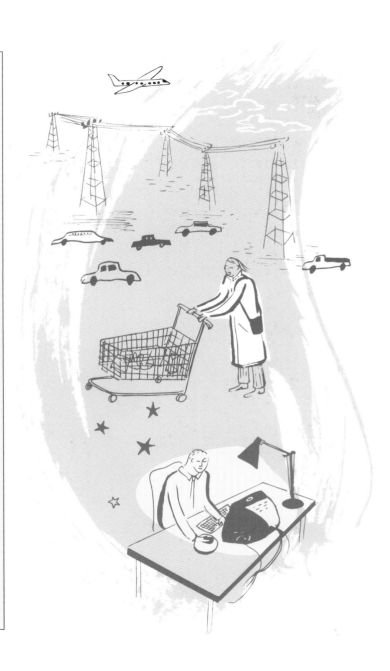

Secuencias

A continuación tienes algunas sugerencias de rutinas de yoga sencillas para distintos estados de ánimo y necesidades. Puedes seguirlas al pie de la letra o adaptarlas a tus necesidades particulares, pero no olvides leer las advertencias para cada postura antes de empezar.

RUTINA RÁPIDA Y FÁCIL

Esta rutina incluye todas las posturas básicas del yoga, de pie, sentado, flexiones hacia delante y hacia atrás y una torsión. No supone un desafío y sólo se tarda quince minutos en hacer. Es una buena alternativa a la rutina para principiantes, sobre todo para quienes consideran que los saludos al sol son demasiado exigentes.

- Postura de la montaña (pág. 54)
- Flexión hacia delante (media o completa) (pág. 62)
- Postura del perro hacia abajo (pág. 43)
- Postura del bastón (pág. 48)
- Flexión hacia delante sentado (pág. 83)
- Postura de la sirena (pág. 100)
- Postura del puente (pág. 87)
- Postura del niño (pág. 82)
- Postura de la pierna estirada (pág. 49)
- Postura del cadáver (pág. 31)

RUTINA MATUTINA VIGORIZANTE

Temprano por la mañana es un gran momento para practicar yoga. Muchas personas consideran que el cuerpo está rígido a esas horas, por lo que es esencial hacer calentamiento antes de empezar. Si te sientes adormecido, túmbate en la postura del cadáver un par de minutos antes de empezar el calentamiento. En general la mente está muy despierta por la mañana y es más fácil concentrarse. Además, el cuerpo está descansado y relajado, por lo que debería resultarte más fácil mantener las posturas durante más tiempo. Lo ideal es practicar la rutina matutina después de vaciar los intestinos y ducharse y antes de desayunar.

- Postura de la montaña (pág. 54)
- Flexión hacia delante (pág. 62)
- Postura del triángulo (pág. 56)
- Guerrero II (pág. 58)
- Guerrero I (pág. 59)
- Postura del perro hacia abajo (pág. 43)
- Postura de la media luna (pág. 90)
- Postura del camello (pág. 91)
- Postura del bastón (pág. 48)
- Flexión hacia delante sentado (pág. 83)
- Postura de la cara de vaca (pág. 72)
- Postura de la sirena (pág. 100)
- Postura del sabio inversa (pág. 102)
- Postura del puente (pág. 87)
- Postura del arado (pág. 111)
- Postura sobre los hombros (pág. 112)
- Postura del pez (pág. 114)
- Postura del cadáver (pág. 31)

SECUENCIA DESESTRESANTE

Practicar yoga con regularidad ayuda a reaccionar ante situaciones estresantes de forma más eficaz. Sin embargo, si te sientes exaltado tras un día difícil, prueba esta rutina suave para calmarte y relajarte. Respira profundamente y recuerda entrar en las posturas despacio y con sensatez, y recurre a las variaciones más fáciles cuando sea apropiado. No es el momento de exigirte demasiado.

Si estás demasiado nervioso para quedarte quieto, plantéate empezar la rutina con el saludo al sol. Es muy útil para desviar la atención del cuerpo inquieto y asentar tu energía, siempre y cuando te acuerdes de sincronizar los movimientos con la respiración. Cuando te sientas más apaciguado, te resultará más fácil realizar posturas más tranquilas sobre la esterilla.

- Postura de la montaña tumbado (pág. 41)
- Postura de las piernas extendidas (pág. 49)
- Postura del árbol (pág. 55)
- Guerrero II (pág. 58)
- Postura del niño (pág. 82)
- Postura de la cobra (pág. 42)
- Postura del niño (pág. 82)
- Postura de la pinza (pág. 83)
- Postura del zapatero (pág. 73)
- Flexión hacia delante con las piernas separadas (pág. 86)
- Postura de la cara de vaca (pág. 72)
- Torsión con las piernas cruzadas (pág. 98)
- Postura del puente (pág. 87)
- Postura de la presión sobre las rodillas (pág. 93)
- Postura de las piernas extendidas (pág. 49)
- Postura del cadáver (pág. 31)

RUTINA PARA DORMIR BIEN

Los momentos más propicios para practicar yoga son a primera hora de la mañana o al final de la tarde, pero no siempre es posible planificar la sesión de yoga a esas horas. Si haces una sesión por la noche, es importante no incluir demasiadas posturas vigorizantes para que no te impidan conciliar el sueño. Esta rutina es apropiada para antes de acostarse y te ayudará a relajarte y calmarte para que descanses por la noche.

- Postura del rayo (pág. 70)
- Torsión de brazos (pág. 71)
- Postura del niño (pág. 82)
- Torsión tumbado (pág. 103)
- Postura de la presión sobre las rodillas (pág. 93)
- Postura del puente (pág. 87)
- Postura del arado (pág. 111)
- Postura sobre los hombros (pág. 112)
- Postura del pez (pág. 114)
- Postura del cadáver (pág. 31)

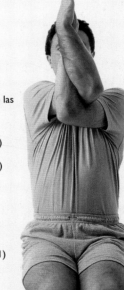

YOGA DURANTE LA MENSTRUACIÓN

La menstruación es un período para descansar y cuidar el cuerpo. Quizá te falte energía y fuerza en esos momentos, por ello es importante evitar las posturas de yoga que exigen esfuerzos vigorosos. Sobre todo debes evitar las flexiones de la espalda intensas y las posturas de pie que exigen resistencia, como las posturas del guerrero. No se recomiendan las posturas cabeza abajo ya que afectan a la dirección natural del riego sanguíneo. Aquí tienes una rutina relajante con flexiones hacia delante, que ayudan a regular la pérdida de sangre.

- Postura del zapatero (pág. 73)
- Flexión hacia delante con las piernas separadas (pág. 86)
- Postura del zapatero recostado (pág. 109)
- Estiramiento de pierna recostado (pág. 108)
- Postura del rayo (pág. 70)
- Postura del niño (pág. 82)
- Postura de la pinza (pág. 83)
- Postura de la cabeza en la rodilla (pág. 84)
- Postura de la cobra (pág. 42)
- Postura del arco (si te sientes con fuerzas) (pág. 92)
- Postura del niño (pág. 82)
- Torsión con las piernas cruzadas (pág. 98)
- Postura de las piernas extendidas (pág. 49)
- Postura del cadáver (pág. 31)

YOGA DURANTE EL EMBARAZO

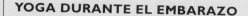

El embarazo somete al cuerpo a una situación de tensión por lo que sólo debes practicar yoga bajo la supervisión de un profesor de yoga prenatal experimentado y previa aprobación de la comadrona o el médico.

Todas las mujeres embarazadas deberían evitar el saludo al sol, las invertidas, las posturas boca abajo (a partir de las 20 semanas), las flexiones hacia atrás, las flexiones hacia delante que presionen el vientre, las posturas de pie vigorosas, saltar entre postura y postura y todas las torsiones salvo las más suaves. Esta rutina es apropiada para la mayoría de las mujeres embarazadas a partir del segundo trimestre si el embarazo se desarrolla sin problemas, pero consulta primero a tu profesor de yoga prenatal.

- Postura del cadáver o cadáver adaptada (pág. 31; a partir de las 20 semanas, túmbate sobre el costado izquierdo apoyada en cojines)
- Postura del rayo (pág. 70)
- Postura de la cara de vaca (pág. 72)
- Torsión de brazos (pág. 71)
- Postura del gato (sólo los pasos 1 y 2 y con suavidad) (pág. 75)
- Postura de la montaña (pág. 54)
- Media flexión hacia delante (con las manos en el respaldo de una silla o contra la pared) (pág. 62)
- Torsión de pie (con suavidad) (pág. 63)
- Postura del zapatero (pág. 73)
- Postura de las piernas extendidas (evítala si sientes molestias en la espalda o si notas presión en la garganta) (pág. 49)
- Postura del cadáver o cadáver adaptada (pág. 31; a partir de las 20 semanas, túmbate sobre el costado izquierdo apoyada en cojines)

RUTINA PARA EL CUIDADO DE LA ESPALDA

El dolor de espalda generalizado suele ser consecuencia de la tensión o de una mala postura. El yoga puede ser una gran forma de aliviar el dolor y te ayudará a mejorar tu postura de pie y sentado. Esta rutina sólo es adecuada para el dolor de espalda leve que no sea consecuencia de una lesión. También puede realizarse como rutina preventiva. Si tienes dolores graves, una hernia de disco, una lesión en la columna o cualquier otro problema de espalda, deberías recurrir al asesoramiento de un médico y de un terapeuta de yoga.

- Postura de la montaña (pág. 54)
- Flexión hacia delante (pág. 62)
- Torsión de pie (pág. 63)
- Postura del rayo (pág. 70)
- Torsión de brazos (pág. 71)
- Postura del bastón (pág. 48)
- Torsión con las piernas cruzadas (pág. 98)
- Postura del perro hacia abajo (pág. 43)
- Postura de la cobra (muy suave) (pág. 42)
- Postura de la presión sobre las rodillas (pág. 93)
- Postura del cadáver (pág. 31; si estás incómodo, mantén las rodillas flexionadas o túmbate sobre el costado izquierdo apoyado en cojines)

RUTINA DEL ATLETA

Las personas que practican muchos deportes suelen abusar de una parte de su cuerpo. Al correr, los pies golpean el pavimento unas 1.000 veces cada 1.600 metros recorridos, lo cual provoca sacudidas en los tobillos y en las caderas. Los músculos de las piernas están constantemente en uso y los tendones y los ligamentos de la corva pueden acortarse.

El yoga puede ayudar a estirar los ligamentos de la corva y reforzar los tobillos y las rodillas. A nivel general, ayuda a crear un mejor equilibrio y simetría en el cuerpo. Asimismo, ayuda a relajar el cuerpo y a respirar bien, lo cual mejora el rendimiento del corredor. Esta rutina sencilla puede incorporarse a la sesión de calentamiento y enfriamiento o practicarse como ejercicio por separado.

- Postura de la montaña (pág. 54)
- Postura del triángulo (pág. 56)
- Postura del árbol (pág. 55)
- Postura del señor de la danza (pág. 61)
- Flexión hacia delante (pág. 62)
- Postura del perro hacia abajo (pág. 43)
- Postura de la barca (pág. 77)
- Postura del rayo (pág. 70)
- Postura de la torsión de brazos (pág. 71)
- Flexión hacia delante sentado (pág. 83)
- Postura del puente (pág. 87)
- Postura de la presión sobre las rodillas (pág. 93)
- Postura sobre los hombros (pág. 112)
- Postura del pez (pág. 114)
- Postura sobre la cabeza (si te resulta cómodo) (pág. 115)
- Postura del niño (pág. 82)
- Postura del cadáver (pág. 31)

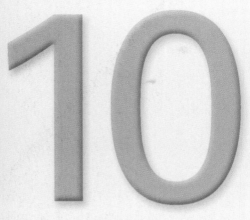

PREGUNTAS Y RESPUESTAS

Desarrollo de la práctica

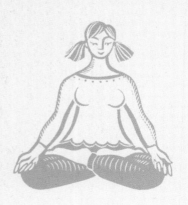

P ¿Tengo que soportar el dolor?

R Nunca debes mantener una postura si notas un dolor agudo o dolor en las articulaciones. Sin embargo, puedes soportar la tensión muscular que surge cuando te estiras en una postura con la que no estás familiarizado. Emplea la respiración y el poder de la mente para alentar a tu cuerpo a que no se resista y se relaje.

1

P ¿Cómo sé si estoy demasiado cansado para practicar o si es cuestión de pereza?

R A veces se tarda en distinguir la pereza del cansancio verdadero. Recuerda que el yoga repone energía en vez de agotarte, por lo que siempre deberías poder practicar un poco, aunque sea sólo con la postura del cadáver.

2

P ¿Existe alguna postura de yoga que ayude a aliviar el dolor de cabeza producido por la tensión?

R La postura del niño y la postura del cadáver son muy buenas para aliviar los dolores de cabeza producidos por la tensión, pero beber mucha agua y salir a pasear al aire libre también ayudan.

6

P ¿El yoga puede ayudarme a perder peso?

R Las posturas exigentes, como el saludo al sol y la postura del guerrero I y II, ayudan a controlar el peso pero además tienes que hacer algún ejercicio aeróbico como correr. Las posturas buenas para afinar la cintura son la del triángulo y la del triángulo estirado, la postura de la puerta, las flexiones hacia atrás y las torsiones.

7

P Tengo la presión arterial alta, ¿qué posturas me convienen?

3

R Si tienes hipertensión, déjate asesorar por un terapeuta de yoga para crear una práctica adecuada y consulta con tu médico. Suele recomendarse la postura del rayo y otras posturas sentado relajantes. Evita el saludo al sol, las posturas de pie, las invertidas y las flexiones hacia atrás.

P ¿Qué posturas debería realizar si necesito un estímulo rápido?

4

R Prueba posturas sencillas que no exijan demasiado esfuerzo físico. La postura fácil, seguida por la del zapatero recostado, el estiramiento de piernas y la postura del cadáver sería una buena rutina corta. Permanece en cada una de las primeras tres posturas durante por lo menos diez o veinte respiraciones y mantente en la postura del cadáver cinco minutos como mínimo al final.

P ¿Hay alguna postura que ayude a aliviar la ciática?

5

R Si sufres de ciática, habla con un profesor de yoga para que te aconseje posturas concretas. Suelen recomendarse las posturas que estiran la columna, como la de la montaña, el bastón y el zapatero. Los estiramientos de piernas tumbado, las torsiones suaves, la cobra, la langosta, y la de la presión sobre la rodilla también son buenas posturas para incluir en la práctica regular.

P ¿Qué posturas resultan beneficiosas para las varices?

8

R Si tienes varices, incluye la postura sobre los hombros o la de las piernas extendidas en las sesiones de yoga. También es buena idea mantenerse en la postura de las piernas extendidas durante quince minutos por lo menos para favorecer la circulación sanguínea en las piernas.

P ¿El yoga puede aliviar el asma?

9

R Sí, los ejercicios de *pranayama* ayudan a los asmáticos a respirar mejor. Un estudio realizado en Gran Bretaña demostró que las personas que practicaron ejercicios respiratorios de yoga dos veces al día durante dos semanas consiguieron reducir el uso de inhaladores. Las posturas como las flexiones hacia delante, la postura del arco y la postura sobre los hombros también son útiles. Visita a un terapeuta de yoga para que te aconseje un programa adaptado a tus necesidades.

P ¿Qué posturas son buenas para los niños?

10

R Las posturas que imitan las acciones de los animales divierten a los niños. Por tanto, una buena rutina para niños incluiría las posturas del gato, el perro y la cobra. Las posturas del zapatero y del árbol también son divertidas y los niños, al igual que los adultos, deberían terminar la sesión con la postura del cadáver. El yoga ayuda a los niños a conservar su flexibilidad natural, pero nunca hay que obligar físicamente a un niño a realizar una postura porque podría causarle daños.

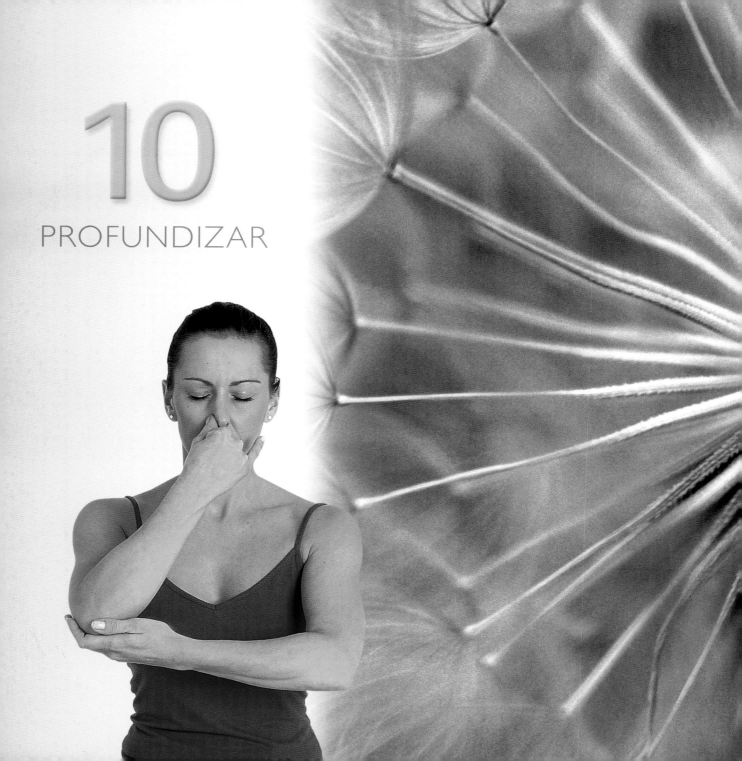

10
PROFUNDIZAR

Cuando sigas practicando yoga, te darás cuenta de que puedes realizar las posturas con mayor precisión y agilidad, la concentración se agudiza y cada vez controlas más la respiración. También puedes llevar la práctica un poco más allá mediante el *pranayama* y la meditación. Juntos aportarán una nueva dimensión a tu senda del yoga.

Respirar bien es una parte esencial de toda práctica de yoga, pero los yoguis también aprenden ejercicios de respiración especiales conocidos como *pranayama*, que significa «control de la fuerza vital». Se basa en la idea de que se puede utilizar la respiración para acceder a un depósito interno de energía espiritual, que podemos emplear para estimular, calmar o purificar.

A un nivel más básico, los ejercicios de *pranayama* ayudan a reforzar el sistema respiratorio. Aumentan la cantidad de oxígeno que asimila el cuerpo, por lo que aumenta el alimento que llega a los órganos internos. Ayudan a aliviar el estrés y la tensión y por tanto se recomiendan para distintas dolencias, desde el dolor de cabeza hasta el asma. También ayudan a equilibrar las emociones y la mente.

La meditación podría describirse como «yoga para el cerebro». Al igual que las *asanas* físicas fomentan el bienestar y la buena postura del cuerpo, la meditación prepara y domestica la mente, por lo que nos permite controlar los procesos mentales y emocionales. En la vida diaria, la mente está sometida a un proceso constante y a veces frenético de pensamiento y reacción. Al meditar, volvemos la atención al interior y hacemos un esfuerzo activo por acallar el clamor de nuestros pensamientos. En este estado de tranquilidad, se puede empezar a buscar un lugar de paz interior.

Además de los beneficios espirituales, la meditación yóguica aporta beneficios físicos y médicos innegables. Conduce a la mente a un estado de concentración relajada e induce en el cuerpo un estado de reposo profundo que puede resultar tan beneficioso como el sueño profundo. También provoca una sensación de amplitud de miras, que ayuda a relativizar los actos y preocupaciones del día. Si decides explorar estos aspectos del yoga, quizá se acaben convirtiendo en algo más que una práctica diaria. Empezarás a ver el yoga como una forma de vida plena y coherente.

Practicar la meditación y el *pranayama* puede ayudar a combatir las tendencias existentes de sentir estrés, ira o de sucumbir a pensamientos depresivos. Como extensión natural de la práctica, es probable que adoptes hábitos alimenticios y de estilo de vida más sanos.

El arte del *pranayama*

Las técnicas de *pranayama* suelen practicarse después de las *asanas* y la relajación (en la postura del cadáver), pero los ejercicios también pueden hacerse para ayudar al cuerpo y la mente en el trabajo de las posturas. Adopta una postura sentado cómoda (véase pág. 132) y practica durante cinco o diez minutos seguidos como máximo.

Lo ideal es aprender *pranayama* bajo la supervisión de un profesor de yoga experto. Algunas de las técnicas son difíciles de dominar e incluso pueden resultar dañinas si se realizan de forma incorrecta. Sin embargo, los ejercicios de *pranayama* sencillos, como los descritos a continuación, se pueden practicar en casa siempre y cuando la salud física y mental de la persona sea normal. (Muchas técnicas de *pranayama* no resultan adecuadas para mujeres embarazadas o personas que padecen ansiedad, depresión, hipertensión, epilepsia o diabetes. Pregunta a tu profesor de yoga si te afecta alguno de estos estados.)

PRECAUCIÓN

Si te sientes débil o mareado en algún momento mientras haces los ejercicios, debes dejarlos inmediatamente y respirar con normalidad.

RESPIRACIÓN VITALISTA *kapalabhati*

Esta técnica de bombeo ayuda a eliminar el aire viciado de los pulmones y deja paso al aire fresco rico en oxígeno. Despeja la mente, mejora la concentración y tiene un efecto rejuvenecedor sobre el cuerpo.

1 Respira con normalidad. Exhala con fuerza por las narinas contrayendo los músculos del estómago para ayudar a subir el diafragma (no lo hagas si estás embarazada).

2 Relaja los músculos abdominales e inhala suave y lentamente por las narinas. La inhalación debería durar más que la exhalación enérgica. Repite durante diez o veinte respiraciones, exhalando con fuerza e inhalando suavemente cada vez.

3 Respira varias veces con normalidad. Acto seguido, inhala profundamente y aguanta la respiración tanto tiempo como puedas. Exhala con normalidad. Repite el ejercicio hasta un máximo de tres veces más.

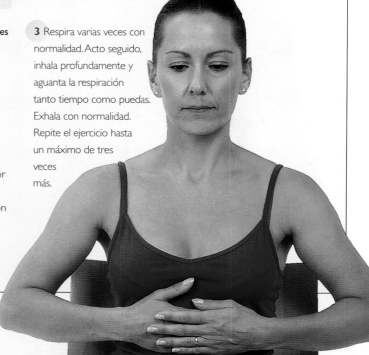

RESPIRACIÓN ALTERNA *anuloma viloma*

Esta técnica suave es muy relajante y se dice que ayuda a equilibrar el flujo de energías masculinas y femeninas dentro del cuerpo. Utiliza el pulgar para cerrar una narina y el dedo anular y el meñique para cerrar la otra, recogiendo los dos dedos del medio en la palma de la mano. Si te parece incómodo, utiliza sólo el pulgar y el dedo corazón.

1 Respira varias veces y luego cierra la narina derecha. Inhala a través de la narina izquierda contando hasta tres. Cierra la narina izquierda manteniendo la derecha cerrada y retén la respiración brevemente.

2 Abre la narina derecha y exhala por ella también contando hasta tres. Sigue cerrando la narina izquierda.

3 Inhala por la narina derecha contando hasta tres, cierra ambas narinas otra vez mientras retienes la respiración. Abre la narina izquierda y exhala por ella contando hasta tres. Ésta es la ronda completa. Repite hasta un máximo de diez veces.

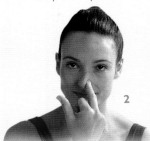

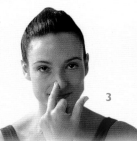

RESPIRACIÓN VICTORIOSA *ujjayi*

La respiración *ujjayi* infunde vigor al cuerpo pero tranquiliza la mente. Es una buena técnica para practicar antes de o durante una sesión de yoga. La respiración *ujjayi* aumenta el calor corporal y resulta especialmente útil durante los movimientos dinámicos como el saludo al sol.

1 Mueve los hombros hacia atrás y hacia abajo para expandir el pecho. Respira por las dos narinas hacia los laterales de las costillas y haciendo la inhalación y la exhalación igual de larga.

2 Contrae la parte posterior de la garganta para estrechar el paso del aire. Esto hace que la respiración produzca un sonido sibilante tanto durante la inhalación como la exhalación. Respira de forma relajada durante cinco o diez respiraciones.

Encontrar la calma interior

Puedes practicar la meditación independientemente del yoga o hacerla después del trabajo de posturas, siempre y cuando antes te relajes diez minutos por lo menos.

Empieza meditando durante diez o quince minutos como máximo. Cuando te vayas acostumbrando a la práctica, puedes aumentar el tiempo poco a poco hasta los treinta o cuarenta minutos, pero no intentes hacer demasiado antes de la cuenta: la meditación es un arte que se aprende despacio. Lo ideal es practicarla a diario, aunque para empezar quizá baste con una vez por semana.

Quizá te resulte útil poner un despertador para que suene de forma automática cuando se acabe tu tiempo de meditación; así no te distraerás durante la misma controlando el tiempo.

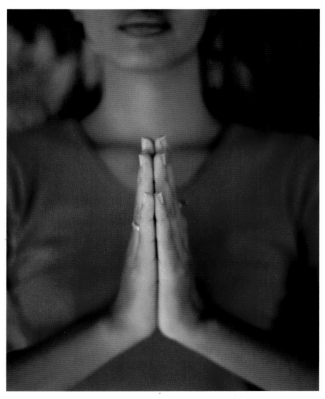

POSTURAS PARA LA MEDITACIÓN

La mayoría de las personas que meditan se sientan en el suelo para practicar, pero puedes sentarte en una silla si te parece más cómodo.

La postura tradicional empleada para meditar es la del loto pero muchas personas no tienen las caderas lo suficientemente flexibles para mantenerse en esta postura durante mucho rato. Hay otras posturas en el suelo recomendables:

● Arrodillarse en la postura del héroe recostado (véase pág. 110): siéntate en un par de guías de teléfono o almohadillas de espuma para levantar las nalgas del suelo.

● Postura fácil (véase pág. 40)

● Postura perfecta (véase pág. 131)

● Medio loto (véase pág. 74)

● Es buena idea colocar un cojín duro bajo las nalgas si te sientas en la postura fácil, la perfecta o la del medio loto. Eso te ayudará a apoyar la espalda y mantenerla recta.

PRECAUCIÓN

No practiques técnicas de meditación si has tenido problemas mentales o si te sientes muy emotivo o estresado. Consulta a tu médico en caso de duda.

Técnicas de meditación

En la práctica de la meditación se emplean muchas técnicas. A continuación encontrarás prácticas de concentración que los principiantes pueden hacer en casa. No te preocupes si te distraes y vuelve a concentrarte en el objeto en cuestión en cuanto te des cuenta de que la mente se dispersa.

Centrarse en la respiración

Una de las técnicas de meditación más sencillas es aprender a concentrarse en la respiración. Puedes limitarte a seguir el ritmo de tu respiración sin intentar cambiarlo, como se describe en la Lección Dos (véanse págs. 26-27). Otra opción es contar las respiraciones, que es una práctica budista tradicional (véase derecha).

Meditación con vela

A muchas personas les resulta útil centrarse en un objeto físico, como una vela. Para ello, oscurece la habitación y coloca una vela encendida a un metro de ti, justo por debajo de la altura de los ojos. Observa la llama fijamente, parpadeando cuando sea necesario. Si notas los ojos llorosos o cansados, ciérralos y visualiza la llama de la vela en tu mente. Cuando la imagen empiece a difuminarse, abre los ojos y vuelve a mirar la vela.

Meditación con mantras

Los mantras son sonidos o frases sencillos que se pueden pronunciar en voz alta o repetir en silencio en nuestro interior. Se dice que la repetición silenciosa es la forma más eficaz de utilizar un mantra. Tradicionalmente el mantra lo proporciona un gurú (maestro espiritual), pero puedes escoger una palabra que sea significativa para ti, como «paz» y emplearla del mismo modo. Muchas personas utilizan «OM», un mantra sagrado del hinduismo, budismo y otras tradiciones espirituales. Se pronuncia «aa-uu-um»: deja que los tres sonidos se fundan entre sí y alarga el sonido «um» más que los demás.

Este símbolo representa OM, la sílaba hindú más sagrada que simboliza la fusión del ser físico con el espiritual.

CONTAR LAS RESPIRACIONES

Cierra los ojos. Empieza limitándote a observar la respiración durante unos instantes, centrándote en la entrada y salida de aire por las narinas. A continuación, empieza a contar las respiraciones del uno al diez (una inhalación y una exhalación forman una respiración), y luego vuelve a empezar por el uno. Si pierdes la cuenta, vuelve a empezar por el uno.

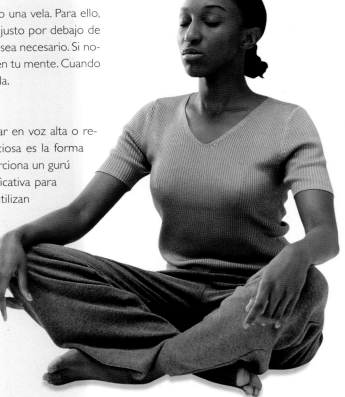

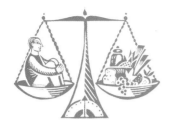

Los alimentos poco saludables pueden estimular el cuerpo en exceso o hacerte sentir pesado y aletargado. Intenta comer el máximo de productos frescos.

El yoga y la alimentación

Si practicas yoga con regularidad quizás empieces a darte cuenta de que lo que comes afecta a tu práctica: hacer yoga la mañana después de una cena pesada puede resultar difícil. A medida que vayas sintonizando con tu cuerpo, también serás más consciente de cómo responde a tu alimentación en general. Seguir una dieta sana no sólo mejorará tu estado de salud general sino que complementará la práctica de yoga y te resultará más fácil hacer las *asanas*.

La mejor dieta para quienes practican yoga es la que incluye muchos alimentos naturales, sin procesar, como cereales integrales, frutas y verduras. Estos alimentos se digieren con más facilidad y contienen más nutrientes que los alimentos procesados o sometidos a tratamientos químicos.

Los alimentos vegetarianos suelen preferirse a la carne o el pescado, que pueden causar pesadez o rigidez en el cuerpo. Algunos profesores de yoga también aconsejan evitar los productos lácteos, sobre todo por la noche si se practica por la mañana, dado que fomentan la producción de mucosidades, lo cual dificulta la respiración.

Sin embargo, no es sólo lo que uno come sino cómo lo come. Es importante comer con moderación y parar cuando se está saciado: en Occidente se tiende a comer en exceso. Intenta comer de forma lenta y consciente, teniendo conciencia de cada bocado. Evita comer con prisas, o comer cuando estés estresado, enfadado o intentando hacer otra cosa, como ver la televisión o leer. Todo esto te ayudará a apreciar más la comida y también a masticar y digerir correctamente.

El agua de la vida

Una de las formas más sencillas de aumentar la energía y mejorar la salud es beber más agua. La mayoría de personas no bebemos lo suficiente y estamos ligeramente deshidratados buena parte del día. Intenta beber por lo menos ocho vasos al día, más si hace calor.

El café, el té y el alcohol deshidratan el cuerpo y consumen la energía. (No tienes más que practicar yoga con resaca para ver cuánto.) Eso no significa que tengas que dejar estas bebidas para hacer yoga, pero quizá te apetezcan menos si practicas yoga a menudo.

EL YOGA Y LOS ALIMENTOS

Existe una antigua teoría yóguica que divide todos
los alimentos en tres categorías *(gunas)*: *tamas* (inercia),
rajas (actividad excesiva) y *sattva* (pureza).

Alimentos tamásicos: se incluyen el pescado, la carne,
los alimentos dulces o grasos, la cebolla y el ajo. Estos productos
tienen un efecto tranquilizante en algunas personas, pero
en general se considera que debilitan el sistema inmunológico
y fomentan la inactividad y el letargo.

Alimentos rajásicos: tienen mucho sabor, como el café, el té,
el chocolate y las especias picantes. Pueden resultar útiles para
personas propensas al letargo pero en general son excitantes
y provocan inquietud.

Alimentos sáttvicos: contienen el *prana* más saludable e
incluyen los cereales integrales, la fruta fresca, las verduras y la leche.
Promueven la vitalidad, la claridad mental y la calma emocional. Una
buena dieta para el yoga contiene gran cantidad de alimentos
sáttvicos.

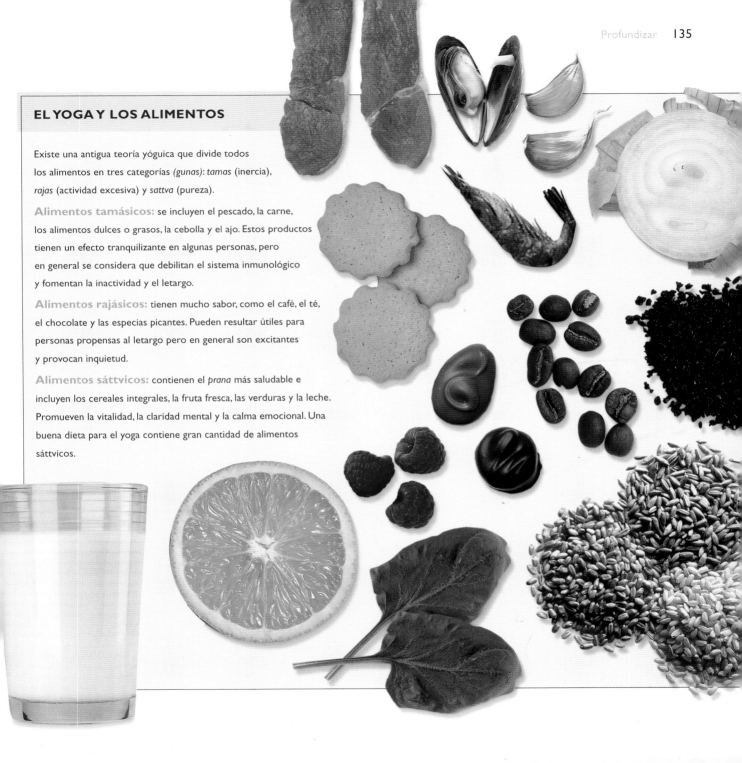

10

PREGUNTAS Y RESPUESTAS

Profundizar

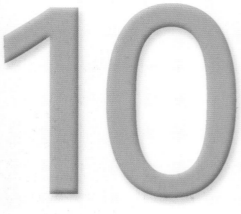

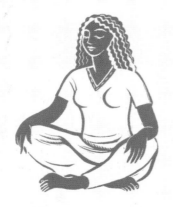

1

P ¿Los ejercicios de *pranayama* pueden ayudarme a dormir?

R La práctica regular del yoga y los *pranayama* relajantes deberían mejorar la calidad del sueño. Si te cuesta conciliar el sueño, quizá te ayude hacer el ejercicio de respiración alterna (véase pág. 113) durante unos minutos.

2

P ¿Cómo consigo que la postura del rayo me resulte más cómoda para la meditación?

R Puedes comprarte taburetes de meditación que te aliviarán la presión de las rodillas. Otra opción es colocar una almohada fina o manta doblada entre los muslos y las espinillas.

6

P ¿Puedo hacer meditación tumbado?

R Puedes meditar de pie, sentado, arrodillado o tumbado. A la mayoría de la gente le va bien sentarse o arrodillarse ya que se trata de una postura cómoda que exige cierto nivel de atención. El problema de estar tumbado es que es fácil dormirse.

7

P ¿Qué debo hacer si me empieza a entrar el pánico cuando medito?

R La práctica de la meditación puede hacer aflorar todo tipo de emociones extrañas. Lo más importante es no juzgar los pensamientos o sensaciones que se tienen, sino dejarlos pasar. Si lo consigues, te darás cuenta de que la sensación pasa. Aprender a no reaccionar a las emociones difíciles resulta muy duro. Si te cuesta, es mejor acudir a una clase con un profesor de meditación experto que te guíe a través de la práctica y tus respuestas a ella.

P ¿Dónde pongo las manos mientras medito?

3

R Si estás en la postura del héroe recostado (véase pág. 110) o sentado en una silla colócalas sobre los muslos, con las palmas hacia abajo. Otra opción es colocar una mano encima de la otra en el regazo, con las palmas hacia arriba. También puedes probar la posición de las manos clásica para la meditación (mudra) uniendo el pulgar y el índice de cada mano en forma de O, y luego colocando las manos con las palmas hacia arriba sobre las rodillas.

P ¿Qué tipo de sonido debo emitir en la respiración ujjayi?

4

R El silbido suave de la respiración ujjayi es parecido al sonido que se emite al respirar por la boca delante de una ventana para provocar el vaho. Experimenta con la contracción de varios músculos en la parte posterior de la garganta para reproducir este sonido cuando inspires y espires por la nariz.

P Me duele mucho la espalda cuando medito, ¿es normal?

5

R Nuestro cuerpo no está acostumbrado a estar sentado durante largos períodos de tiempo, por lo que pueden surgir todo tipo de dolores cuando se empieza a meditar. Es importante sentarse erguido: haz que un profesor de meditación o de yoga compruebe tu postura. Siempre y cuando adoptes la postura correcta y no tengas ninguna lesión de espalda, se trata de perseverar y emplear la respiración para relajar la tensión muscular. Será más cómodo cuanto más practiques.

P ¿Quienes practican yoga en serio son vegetarianos?

8

R Depende de lo que signifique para ti practicar en serio. Es probable que alguien que haya dedicado su vida a los aspectos espirituales del yoga sea vegetariano, pero muchas personas occidentales practican yoga con regularidad y comen carne.

P ¿Puedes fumar si practicas yoga?

9

R Lo ideal es no fumar porque afecta a la respiración e introduce toxinas en el cuerpo, pero no tienes que cambiar tu estilo de vida para hacer yoga, sólo tienes que colocarte en la esterilla. El mejor consejo es hacer la práctica y luego realizar ajustes en tu estilo de vida cuando te apetezca.

P ¿El ayuno está recomendado para los yoguis?

10

R Si estás sano, ayunar un día a base de zumos de vez en cuando hace reposar el organismo y es una buena disciplina. Sin embargo, el ayuno extremo pone al cuerpo en una situación límite y nunca es buena idea.

Glosario

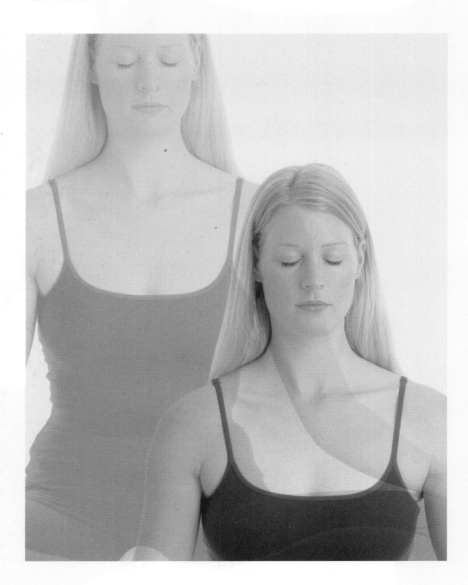

ASANA: Postura de yoga.

ASTANGA VINYASA YOGA: Modalidad de yoga popular pero físicamente exigente que consiste en practicar una serie fija de posturas unidas por movimientos fluidos llamados *vinyasas*. Fue creada por Pattabhi Jois.

BANDHA: Contracción muscular o «cierre» que se utiliza durante la práctica de *asanas* y los ejercicios de *pranayama* para sellar el *prana* en zonas concretas del cuerpo.

CHAKRAS: Los siete centros energéticos del cuerpo, que se encuentran a lo largo del centro del cuerpo. El *chakra* inferior está situado en la base de la columna mientras que el superior se encuentra en la coronilla.

DIAFRAGMA: El músculo en forma de bóveda situado bajo la caja torácica que controla la respiración.

ESTIRAR: Enderezar o extender una parte del cuerpo como la columna, el brazo o la pierna.

FLEXIONAR: Doblar una parte del cuerpo como el tobillo.

GUNAS: Tres cualidades de energía, *sattva*, *rajas* y *tamas*, que se aplican a la comida.

GURÚ: Un maestro espiritual. Literalmente «gurú» significa «portador de luz».

HATHA YOGA: Práctica que implica realizar posturas físicas para dominar el cuerpo y preparar la mente para la meditación.

IYENGAR: Modalidad de yoga moderno que se enseña en Occidente. Enfatiza la necesidad de una alineación precisa y recomienda el uso de soportes para practicantes de nivel inicial e intermedio. Fue desarrollado por el maestro indio B. K. S. Iyengar.

KRISHNAMACHARYA: El padre del yoga moderno y el gurú de B. K. S. Iyengar, de Pattabhi Jois y de T. K. V. Desikachar, su hijo.

KUNDALINI: Fuerza energética primaria que yace en la base de la columna. Para abrir todos los *chakras*, hay que despertar la *kundalini*.

MANTRA: Sonido o frase que resuena dentro del cuerpo y se utiliza en la meditación. Cada *chakra* se relaciona con un mantra distinto, OM se relaciona con los *chakras* sexto y séptimo.

MUDRA: Posición de las manos que se utiliza en el yoga y la meditación. Los *mudras* ayudan a dirigir el *prana* hacia una dirección concreta del cuerpo.

NADIS: Canales invisibles del cuerpo por los que fluye el *prana*.

OM: Sonido sagrado que suele utilizarse como mantra en la meditación. Se dice que el sonido se asemeja a la vibración más básica del universo.

PATANJALI: Sabio indio que escribió los *Yoga Sutras*.

PRANA: La fuerza que impregna el universo y anima a todos los seres vivos, incluyendo a los humanos. La salud y el bienestar dependen del flujo saludable del *prana* por el cuerpo.

PRANAYAMA: Ejercicios de respiración yóguicos destinados a aumentar el flujo del *prana* por el cuerpo.

RAJA YOGA: El «rey de los yogas» que está formado por una senda hacia la iluminación de ocho vías o extremidades. La senda incluye pautas para la vida, posturas físicas, control de la respiración, prácticas de concentración y meditación.

RAJAS: Cualidad de inquietud y actividad elevada. Los alimentos rajásicos son estimulantes.

SATTVA: La cualidad de la pureza. Los alimentos sáttvicos se recomiendan para gozar de buena salud.

CIÁTICA: Inflamación del nervio ciático que provoca dolor en la zona lumbar y en la cara posterior de la pierna. Suele notarse sólo en un lado.

TAMAS: Cualidad de inactividad y pesadez. Los alimentos tamásicos tienen un efecto relajante o deprimente.

VINIYOGA: Modalidad de yoga suave creada por T. K. V. Desikachar.

YOGA SUTRAS: Texto sobre yoga antiguo que describe la senda de ocho vías del Raja Yoga.

Lecturas recomendadas

Libros sobre yoga en general

T. K. V. Desikachar
Yoga-sutra de Patanjalí
Edaf, 1994

B. K. S. Iyengar
El árbol del yoga
Kairós, 2003

B. K. S. Iyengar
La luz del yoga
Kairós, 1995

B. K. S. Iyengar
Luz sobre los «Yoga Sutras» de Patanjalí
Kairós, 2003

Kia Meaux
Manual de yoga dinámico
Ediciones B, 2002

Stella Weller
Yoga para aliviar el dolor de espalda
Oniro, 2001

Libros especializados sobre yoga

Christina Brown
La Biblia del Yoga
Vergara, 2005

Ramiro A. Calle
Guía práctica de terapia de yoga
Index, 1994

Liz Lark
Yoga para niños
Parramón Ediciones, 2003

Linda Sparrowe y Patricia Walden
El libro del yoga y de la salud para la mujer
Edaf, 2004

Stella Weller
Yoga para aliviar el dolor de espalda
Oniro, 2001

Louise Taylor
Yoga para mujeres
Alianza Editorial, 2002

Nombres de las posturas en sánscrito

Adhomukha svanasana	Postura del perro hacia abajo
Anjaneyasana	Postura de la luna creciente
Ardha chandrasana	Postura de la media luna
Baddha konasana	Postura del zapatero
Balasana	Postura del niño
Bharadvajasana	Postura de la sirena
Bhujangasana	Postura de la cobra
Bilkasana	Postura del gato
Dandasana	Postura del bastón
Dhanurasana	Postura del arco
Garudasana	Torsión de brazos
Gornukhasana	Postura de la cara de vaca
Halasana	Postura del arado
Janu sirsanasa	Postura de la cabeza en la rodilla
Jathara parivartanasana	Torsión tumbado
Kapotasana	Postura de la paloma
Marichyasana	Postura del sabio
Matsyasana	Postura del pez
Natarajasana	Postura del señor de la danza
Navasana	Postura de la barca
Padmasana	Postura del loto
Parighasana	Postura de la puerta
Parsvottanasana	Flexión hacia delante lateral
Paschimottanasana	Postura de la pinza
Pavanmuktasana	Postura de la presión sobre las rodillas
Prasarita padottanasana (de pie)	Flexión hacia delante con las piernas separadas
Salabhasana	Postura de la langosta
Sarvangasana	Postura sobre los hombros
Sarvangasana setu bandha	Postura del puente
Savasana	Postura del cadáver
Sirasana	Postura sobre la cabeza
Sukhasana	Postura fácil (con las piernas cruzadas)
Supta baddha konasana	Postura del zapatero recostado
Supta padangusthasana	Estiramiento de pierna
Supta tadasana	Postura de la montaña tumbado
Supta virasana	Postura del héroe recostado
Supta namaskar	Saludo al sol
Tadasana	Postura de la montaña
Triang mukhaikapada paschimottanasana	Postura de las tres extremidades
Upavistha konasana (sentado)	Flexión hacia delante con las piernas separadas
Urdhva prasarita padasana	Postura de las piernas extendidas
Ustrasana	Postura del camello
Uttanasana	Flexión hacia delante
Utthita parsvakonasana	Postura del ángulo lateral extendido
Utthita trikonasana	Postura del triángulo
Vajrasana	Postura del rayo
Virabhadrasana	Postura del guerrero
Vrksasana	Postura del árbol

Índice

Agradecimientos

Gracias a Jonathan Bastable por sus comentarios moderados pero esclarecedores. Y un agradecimiento especial para los profesores de yoga que me inspiraron: Derek Ireland, Radha y Pierre, y John Scott. También a todos los amigos que me han ayudado a permanecer en la esterilla.

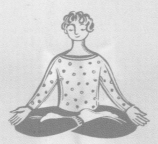

Los editores desean expresar su agradecimiento a las siguientes organizaciones por el uso de sus fotografías:

Corbis: pág. 17S, Rob Lewine; 17A, Jon Feingersh; pág. 20, Larry Williams; p. 68, J. Scott Faulkner.

Getty/Stone: pág. 26, Simeone Huber.
Rex Features/The Times: págs. 18-19.

Gracias también a Tula Dyer y Darren Ellis por participar en el rodaje fotográfico.